青春文庫

毒になる食べ方 薬になる食べ方

森由香子

青春出版社

食べ方しだいで〝毒〟にも〝薬〟にもなります！

私は東京・千代田区にあるクリニックで管理栄養士として働いています。中性脂肪や血糖、コレステロールが高い患者様の食事指導をはじめて約14年になります。

これまで、3000人以上の患者様の食事内容についてのお話を聞く機会がありました。そんな中で、とても強く感じることは、マスコミなどの栄養情報に翻弄されている方がいかに多いかということです。

トマト、バナナ、オリーブオイル、サプリメント、野菜ジュース、大豆など、ひとつの食品に健康をゆだねている方がたくさんいらっしゃるのです。

また近頃は、粗食や菜食、糖質制限食といった、特別な食べ方をとり入れている方も目立ってきました。

忙しく働く現代人は、食事をゆっくり作ったり食べたりする時間がなかなかとれません。そのため、健康にいいといわれる食品や食べ方に、自分の健康をゆだねてしまう気持ちもわかります。

しかし、そんな食習慣に裏切られる場合もあることを忘れないでください。管理栄養士の目から見ると、これらはすべて偏った食習慣です。自己判断でこのような食事を続けていると、かえって健康を損なうことになります。

医食同源という言葉があるように、毎日の食事の積み重ねが私たちのカラダをよくも悪くもしています。今日の食事が、明日以降の健康、寿命を決めるといっても過言ではありません。

では、カラダによい食事とは、どういうものでしょうか。簡単に言ってしまえば、栄養バランスのとれた食事です。そのためには、いろいろな食品を食べて、さまざまな栄養素を摂取する必要があります。

とはいえ、やみくもに雑多な食品を食べればいい、というわけではありません。それぞれの食品が持つ栄養効果は、食べるタイミングや量などによって、弱くも強くもなるのです。また、食品と食品の組み合わせにも、カラダによいものと悪いものがあります。

体内時計のリズムと食事との関係を研究する「時間栄養学」の分野においても、カラダにあった食事時間とその時間に食べたほうがよいもの、控えたほうがよいものがあることがわかっています。

さらに、日本抗加齢医学会での長寿遺伝子の研究でも、この遺伝子の活性化には、日々の食事方法、食事内容が関与していることがわかってきています。食習慣によって、活性化もすれば活性化しないこともあるのです。

これらの研究成果からもわかるように、食事は食べ方しだいで〝毒〟にも〝薬〟にもなります。

ご自身の食べ方、食習慣が、もしかすると木を見て森を見ない食事法になっているかもしれません。本書を利用して、食生活を俯瞰してみてはいかがでしょうか。

巷にあふれる健康情報に振りまわされず、正しい食事力を身につけることに本書を役立てていただければ幸いです。

毒になる食べ方　薬になる食べ方［もくじ］

第1章

毒になる食べ方、薬になる食べ方

第2章 毒になる食べ合わせ、薬になる食べ合わせ

第3章

太る食べ方、太らない食べ方

第4章 病気になる食べ方、病気にならない食べ方

第5章 老ける食べ方、老けない食べ方

本文デザイン…青木佐和子
本文イラスト…まつむらあきひろ
カバーイラスト /rawpixel.com / Freepik

第1章

毒になる食べ方、薬になる食べ方

ニンニクを食べすぎると、かえってスタミナがなくなる

ニンニクといえばパワーを生み出すスタミナ補給源、とてもエネルギッシュなイメージを持つ野菜ですね。

古代エジプトでは、ピラミッドを造る作業員に強壮剤としてニンニクを支給していたそうです。

現代日本では、過酷な職務を遂行するためにビジネスマンやワーキングウーマン、そしてスポーツ選手や芸能人で、肉体疲労時の回復剤、滋養強壮剤として「ニンニク注射」を利用している方も多いとか。

とはいえニンニク注射は、ニンニクが入っているわけではなく、注射液の香りがニンニク臭であるために、その名前がついたようですが。

それでも、ニンニクという言葉の響きにスタミナ増強を連想するのは私だけで

はないはず。

ではなぜ、あの小さな物体が私たちのカラダに元気を注入してくれるのでしょうか。それは、「アリシン」と呼ばれる硫化アリルの一種のおかげのようです。

アリシンは体内で、エネルギー代謝を上げるビタミンB1と結合して「アリチアミン」という物質になります。この物質は体内に長くとどまり、疲労回復効果を高める働きがあります。

ニンニクには、うれしいことにビタミンB1もアリシンも両方含まれているので、肉体疲労時、滋養強壮時に役立っているというわけです。

では、このニンニク、食べれば食べるほどパワーがチャージできるのでしょうか？

実は、食べすぎるとかえってよくないことが起きるようです。

アリシンとビタミンB1が結合した「アリチアミン」、ニンニクが持つ「アリシン」は、非常に強い殺菌作用、抗菌作用があります。

そのため一度にたくさんとると、体内でビタミンを作る有効な腸内細菌まで殺してしまうことがわかっています。

ですから、食べすぎはよくないのです。

ご家庭でお米に虫がわかないための対策としてニンニクを入れておくのも、理にかなっていますね。

食べる量で〝毒〟にも〝薬〟にもなるニンニク——風邪が流行する季節には、適量を意識して食べたいものです。

1日の適量は、生なら1かけ、加熱したものなら2〜3かけです。

ただし、空腹時は胃壁を荒らすので、生のニンニクを食べるのは避けましょう。

また長期間、生で食べ続けるのも控えましょう。ほどほどが一番ですね。

作り方しだいで〝毒〟になる、手作りフルーツジュースの落とし穴

昔から「朝のフルーツは金、昼のフルーツは銀、夜のフルーツは銅」といわれているように、健康な生活を送るうえでフルーツは欠かせない食材です。

しかし、そんな健康に欠かせないフルーツも、とりすぎてしまうと〝毒〟となってしまうのです。

栄養指導をしていて感じることは、フルーツを食べれば食べるほどビタミン類、ミネラル類が補給できてカラダによい、お肌によいと思っている方が多いということです。

たしかにフルーツには、β-カロテン、ビタミンB群、ビタミンC、ビタミンE、カリウムといった、カラダに必要な栄養素が含まれています。

また、便秘解消に役立つ食物繊維も摂取できます。甘味成分の果糖も効率的な

エネルギー補給源です。アンチエイジング効果が期待できるファイトケミカルも豊富です。

栄養指導に来られる患者様にフルーツの食べ方をおたずねすると、毎朝ご自身で、あるいはご家族がお作りになるフルーツジュースを常飲されている方が多くみられます。

手作りのフルーツジュースは香りも味わいも爽やかで、しかも無添加。作りたてを飲めるので、栄養価も損なうことなく摂取できます。

しかし、こんなにカラダにいいことだらけのフルーツジュースにも盲点があります。

このフルーツジュースを作るためには、どれくらいの量のフルーツを使っているのでしょうか。

1日に必要なカロリーと栄養バランスを考えると、フルーツの1日の適量は、可食部で200g程度です。200gは、温州ミカンなら2個、リンゴなら1個、キウイフルーツなら2個、バナナなら2本程度です。

リンゴ1個だけで満足できる量のジュースを作れないことは簡単に想像がつくでしょう。雑誌に載っていたリンゴの手作りジュースのレシピをみると、1人分でリンゴが4個も使われていました。

4個、つまり800gです。1日の適量200gをはるかに超えています。

フルーツには主に3種類の糖分が含まれています。ブドウ糖、果糖、ショ糖（ブドウ糖と果糖が結合したもの）です。ブドウ糖と果糖は、素早くエネルギーになるため、疲労回復効果が早く期待できます。

ただしとりすぎるとブドウ糖、果糖、ショ糖は、中性脂肪に変わります。

中性脂肪などの検査値が正常範囲を超えている方に、この手作りフルーツジュースを常飲されている方が結構いらっしゃいます。

手作りフルーツジュースは一見カラダによさそうなイメージがありますが、実は糖分のとりすぎになっていることも多いのです。

なかなか中性脂肪などの検査値が下がらないという方は、一度、1日にフルーツをどれくらいとっているかを確認してみましょう。

健康にいいゴマも、適量を超えると肥満や老化の原因に

みなさんはゴマを1日にどれくらいとっていますか。健康的な食材の代表ともいえるゴマですが、実はとりすぎると、かえってカラダに悪いのです。

天ぷらは、ゴマ油を使って揚げると、あの食欲をそそる香りとサクサク感でついつい食べすぎてしまいますね。

またゴマは、和え衣にしたり、ドレッシングに使ったり、ふりかけにしたり、お菓子に使ったり、他の食材と相性がよいので使用範囲がとても広い食材です。

実はその利点が、ゴマで健康を害する思わぬ落とし穴となるのです。

ゴマは成分の半分が脂質で、ほとんどが不飽和脂肪酸です。不飽和脂肪酸の中でも、オレイン酸とリノール酸が主な成分です。

オレイン酸には、悪玉コレステロールだけを減らす働きがあります。

リノール酸は、血中のコレステロール値を全体的に下げる働きがあります。また、リノール酸は、カラダの中で作ることができないため、食材からとらなければいけない必須脂肪酸です。したがって、食事でゴマをとることは重要な意味を持っています。

ただ、このリノール酸は、とりすぎると善玉コレステロールまでも減らしてしまうのです。そのうえ、アレルギーの発症につながったり、胆石の形成を促進したり、過酸化脂質を合成して細胞の老化を促進したりもするのです。

もちろん、脂質なのでとりすぎることで肥満の原因にもなります。

ゴマは、大さじ1杯（7g）で42kcalあります。意識してとらないと、知らず知らずのうちにとりすぎている可能性が高いのです。

私は、栄養指導に来る患者様（脂質異常症）には、ゴマは小さじ1杯程度が適量とお話ししています。

ゴマはとりすぎに注意さえすれば、とても健康によい食材です。

ほかの栄養素として、必須アミノ酸、カルシウム、鉄、マグネシウム、セレン、ゴマリグナンなどが摂取できます。

ゴマリグナンは抗酸化作用を持ち、生活習慣病やがんの予防に効果的で、アルコールから肝臓を守る働きもあります。

またセレンは、遺伝子を傷つけて老化を早めたりする活性酸素の毒性を消去する抗酸化酵素の成分になっています。

黒ゴマや金ゴマは、アントシアニンをはじめとする抗酸化色素が含まれており、同様に活性酸素を除く作用があります。

このようにゴマは、アンチエイジングにもよい食材です。毎日、適量をとることで健康維持、若さの維持に役立てることができます。

すぎたるは及ばざるがごとしのゴマ、適度に生活の中にとり入れていきましょう。

大事なカルシウムが減っていく!? 肉の食べすぎの思わぬ弊害

仕事でさまざまな患者様と接していますが、コレステロール値が高い方は肉好きの方が多く、みなさん適量以上の肉を食べているようです。

また、長期間、多量に肉をとり続けると、カラダの中にどういう弊害が起きてくるのかを知らない方が案外多くいらっしゃいます。

肉はたんぱく質の大切な補給源です。しかし、肉は同時に脂肪も含んでいるので、多くとればとるほど、脂肪の摂取量も増えていきます。

患者様たちに、栄養バランスのとれた食事方法について説明するとき、フードモデルといって、立体型の食品の模型を使うことがあります。コレステロール値を改善するための肉の必要量をお見せすると、「こんなに少ないの？　この倍以上は食べている」と、驚かれる方が結構な数で見受けられます。

そして、食べすぎを自覚され、適量を守るようになり、検査値が改善されていきます。中には猛反省をして、肉屋さんできっちり1日分の適量を買うようにする方も。パックで売られているものは適量以上のものが多く、ついつい全部食べてしまうからだそうです。

脂肪のほかに、肉の食べすぎによる大きな弊害として、リンというミネラルをとりすぎてしまうことが挙げられます。

リンは骨や歯を丈夫にしたり、エネルギー代謝に重要な関わりを持っています。その一方、とりすぎるとカルシウムの吸収を阻害してしまうのです。

カルシウムとリンの理想的な割合があります。それは、「カルシウム：リン＝1：1〜2」。食品でこの理想的な比率を持っているのは牛乳です。肉類は、「カルシウム：リン＝1：40」で、極端にリンの割合が多いのです。

もともと肉類は、カルシウムとリンのバランスが悪いため、食べすぎればカルシウムが体内から外に出ていきやすくなります。

リンは肉のほかに、食品添加物として加工食品やインスタント食品に含まれていますので、これらの食品のとりすぎにも注意が必要です。

1日の中での栄養バランスが整えば、カルシウムとリンの比率のバランスも自然に整います。まずは、肉を食べすぎないように心がけましょう。

肉の適量は人によって異なりますが、1日約50〜100gくらいです。

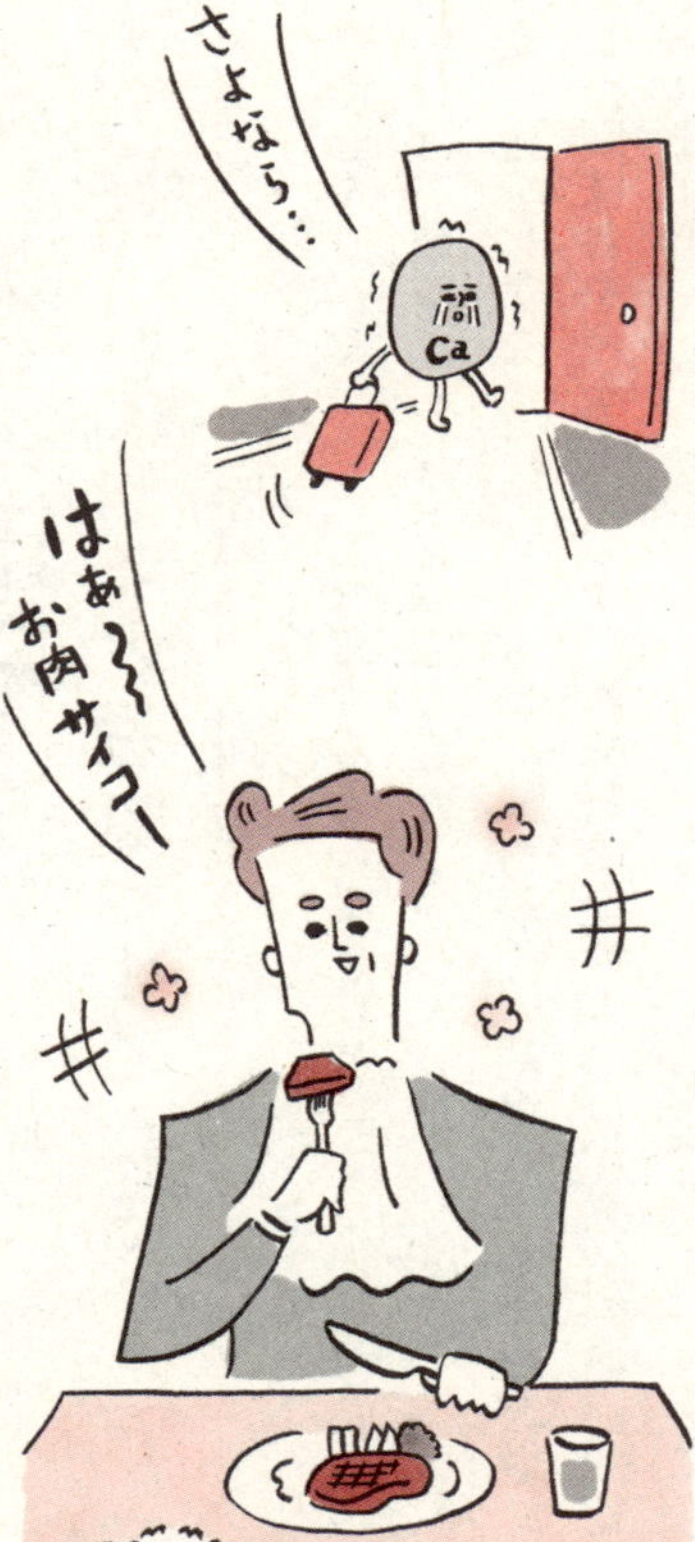

塩分のとりすぎは禁物。でも、減塩しすぎると疲れやすくなる

おひたしを食べるとき、しょうゆをどのように使いますか？　たっぷりかける方もいれば、数滴たらして食べる方もいらっしゃいます。

また、塩分に気をつけている方は、減塩みそ、減塩しょうゆなど徹底的に塩分調整した調味料を使っています。調味料の使い方には、意識の違いで個人差がとてもあります。

病院などで高血圧症と診断されると、管理栄養士から栄養指導を受けることがあります。基本指導内容は、普段から濃い味を好む方が多いので、「素材の味を楽しむようにして薄味を心がけましょう」です。

高血圧症の方の塩分摂取量は、1日6g未満が理想。1食当たり2g未満になります。

栄養指導を受けられた方の中には「素材の味を楽しむ、薄味を心がける」を徹底し、塩、しょうゆ、みそなど塩分が含まれる調味料を一切使わなくなる方がいらっしゃいます。これまでの食生活を猛省し、極端に塩分を断ってしまうのです。

そういう方の中には、塩分を今までのようにとらなくなったら疲れやすくなったと訴える方がいらっしゃいます。

今までたっぷり食塩をとっていた方が、突然、極端に減らすと体液のバランスがくずれてしまったり、めまいを起こすこともあるようです。

食塩は、ナトリウムと塩素でできています。

ナトリウムは、血液の濃度を調整したり、体内の浸透圧を一定に保ったり、ブドウ糖やアミノ酸の輸送をする働きがあります。

塩素は、胃液の主成分の塩酸になったり、血液のペーハーを調整したりします。

塩分が極端に不足すると、こういった働きがうまく行えずカラダに支障をきたしていきます。

塩分は少なければ少ないほどよいというわけではないのです。

ヒトの生存に必要な食塩量は、1日2～3gほどといわれています。あらゆる塩分を排除しようと考えるのは、たいへん危険です。塩を極端に敵対視するのは禁物なのです。

では、日頃の食生活で、ご自身が薄味を好んでいるのか濃い味を好んでいるのか、目安になる方法をご紹介いたします。

水250gに食塩2gを溶かして0・8%の食塩水を作って味見してみましょう。日本人が好む塩分濃度は0・8%～1・2%といわれています。人間の体液の塩分濃度が0・9%です。0・8%の食塩水の味を薄いと感じるのであれば、日頃から濃い味を好んでいることがわかります。ちょうどよいと感じる方は、塩分を上手にコントロールしていることがわかります。

書店に行くと、減塩レシピ、減塩料理本などがたくさん並んでいます。それだけ減塩についての関心度が高いことがわかります。極端に減らすことは避けて、適度に塩気も楽しみながら、食事を味わいたいものです。

話題の「糖質制限」は、自己流でやるとこんなに危険

「糖質制限食」が向いている人、向いていない人がいるのをご存じですか？

最近、糖質を極端に減らしてダイエットをする方が増えています。栄養指導に来られる患者様でも、ごはんを食べないでおかずをいっぱい食べるようにしているという方が多く見受けられます。

ある方は、「ダイエットのために、ごはんを抜いて肉料理や揚げ物を食べるようにしたら、ＬＤＬコレステロールと中性脂肪が高くなってしまった。それで、動物性たんぱく質と脂肪をとらないようにして雑穀中心の食事に変えた。すると今度は、貧血気味になった」と。このような堂々巡りを起こすこともあります。

そもそも糖質制限食は、糖尿病の方のために考えられた食事療法です。

糖尿病は、血糖値が高くならないように長期にわたりコントロールしなければ

いけません。そのため、できるだけ楽しく簡単に続けられる方法が一番です。

そこで考え出された食事療法が、糖質の多い食品を控えて、食事からの糖質量を減らす糖質制限食です。

この食事療法を、血糖値が正常な方や尿酸値やＬＤＬコレステロールや中性脂肪の高い方が行ったらどうなるでしょうか。特定の方が対象の食事療法を、自己判断で都合よく行うとどうなるでしょうか。

たとえば、ごはんは食べない、その代わりに肉料理や揚げ物料理は制限なく食べる。

こんな自分にとって都合のいい食生活を続けて、動物性脂肪や動物性たんぱく質の摂取が過剰になったら、痛風になったり、結石ができたり、腎臓に障害が起きたり、動脈硬化になったりしかねないのです。

また、糖尿病や血糖値が高めの方でも、糖質制限は医師や管理栄養士の管理のもとでコントロールされるべきものです。

血糖値に大きく影響する栄養素は糖質ですが、たんぱく質や脂質も少なからず影響を及ぼします。たんぱく質のとりすぎや脂質のとりすぎは、内臓脂肪が増えます。それが原因で、インスリンの作用がうまく働かなくなり、血糖値が下がりにくくなったりもします。

ごはんなどの炭水化物には食物繊維も含まれています。食べすぎなければ血糖上昇を抑える働きもあるのです。その一方、脂質には食物繊維は含まれておらず、しかも食後しばらくたってから血糖値が上がる作用がありますので、1回の食事でのとりすぎは禁物です。

このように、糖質が高い炭水化物を減らし、その減らした分をたんぱく質や脂質で埋め合わせをする食事は、はっきりいって栄養バランスが最悪です。

1食の栄養バランスが適正でないと、いつまでたっても、LDLコレステロールや中性脂肪の数値は改善されません。

糖質制限食に振りまわされないでください。特別な食事療法は、人を選びます。ご自身の勝手な判断、都合のいい判断で行ってはいけません。とても危険なことです。

年齢を重ねるほど「粗食」はNG。老化を加速してしまう！

先日、友人たちと食事をしていたときのこと。その中の1人が、こんなことを言ったのです。「肉ってカラダに悪いらしいね？　食べなくなったらやせた気がする。粗食が健康に一番ね」と。また「最近、風邪をひきやすくなった気がする…」とも。

ひと昔前は「1日30品目食べましょう」といわれていて、食事中に、1つ、2つと数えた記憶をお持ちの方もいらっしゃるでしょう。結局、経済的な負担もあり、現在では推奨されていないようです。

それに代わって最近は、「肉がカラダに悪い」「粗食が健康に一番」など、食品数を減らしたほうがカラダにいいと思われる風潮があります。

日本は飽食の時代といわれて久しいゆえに、肥満人口が増えています。現代社会はファストフード、ファミリーレストラン、コンビニエンスストア、24時間営業のスーパーマーケットなど、いつでも食事ができる便利な生活環境が整えられています。

こういった豊かな食環境がもたらしたのがメタボリックシンドロームでした。粗食は、暴飲暴食を改善する目的で、「食事量を減らす」「食品数を減らす」のであれば、おすすめの食事療法です。

しかし、健康が維持できている人にとって、本当に粗食は必要なのでしょうか。実は年齢を重ねるにつれて、粗食は老化を加速させていく可能性があるのです。更年期になると筋肉量が減少し基礎代謝量が落ちてきます。またホルモン分泌も低下し、栄養素を吸収する能力も衰えていきます。

その結果、肌の弾力もなくなり、骨粗鬆症《こつそしょうしょう》にもなりやすくなります。

さらに年齢を重ねると、食欲の低下、唾液分泌量の減少、胃液や膵液《すいえき》などの消化液の減少、味覚細胞の減少、かむ力や筋力の衰え、大腸機能の低下などが現れます。

そういうことから食事摂取量が減って栄養不足になると、体力や免疫力が下がってきます。

その予防対策として、年齢を重ねれば重ねるほどに主食、主菜、副菜に、乳製品、果物を加えた栄養バランスのとれた食事をする必要があります。

つまり、粗食はＮＧなのです。

特に、おかずに当たる肉・魚などのたんぱく質は、カラダを作る材料となるので十分にとらなければいけません。日本は５人に１人が70歳以上の高齢者です。元気で楽しい老後を迎えるためにも、日頃から栄養バランスに気をつけたいものです。

気になる食品添加物や有害物質は、雑穀料理でデトックス

お菓子、インスタント食品、加工食品の食品表示ラベルを見ると、物質名がぎっしりと並んでいます。

日本で使用が認められている食品添加物は、指定添加物445品目（平成30年7月3日改正まで）、既存添加物365品目（平成26年1月30日）です。

食品添加物は、保存料、酸化防止剤、漂白剤、膨張剤、色止め剤、形状安定剤、品質安定剤、着色料として、あらゆる食品に利用されています。

この食品添加物を3度の食事の中で、一切口にしないことは、ほとんど不可能でしょう。調味料でさえもいろいろな添加物名がラベルに並んでいます。

そのため、それらが蓄積しないように、日頃の食事で新陳代謝を活発にすることが必要です。

不溶性の食物繊維を積極的にとることによって、有害物質を外に出してしまいましょう。

不溶性の食物繊維は、腸内の善玉菌を増やしたり、便通をよくしたり、有害物質の排泄を促したりする働きがあります。

日頃からインスタント食品や出来合いの食品を利用する機会が多い方、備えあれば憂いなしです。不溶性の食物繊維を摂取して、カラダから有害物質を排出しましょう。

私のおすすめは、雑穀料理です。

アワ、ヒエ、キビ、ハト麦、大麦などの雑穀類の外皮には、不溶性食物繊維のセルロース、ヘミセルロースが多く含まれています。ヘミセルロースは免疫力を高める細胞が活性化して、発がんを抑えるという研究報告もあります。

中食が多い人は、雑穀料理でデトックスしましょう。ただし、出来合いの雑穀料理では、本末転倒なのでご留意ください。

雑穀はごはんに入れたり、ひき肉料理に入れたり、スープや野菜炒めに加えたりなど、いろいろな料理にとり入れることができます。

1日1回は、雑穀料理を食べることをおすすめします。お風呂に入ってカラダをきれいにするのと同じように、雑穀料理を食べてカラダの内側をきれいにしてあげましょう。

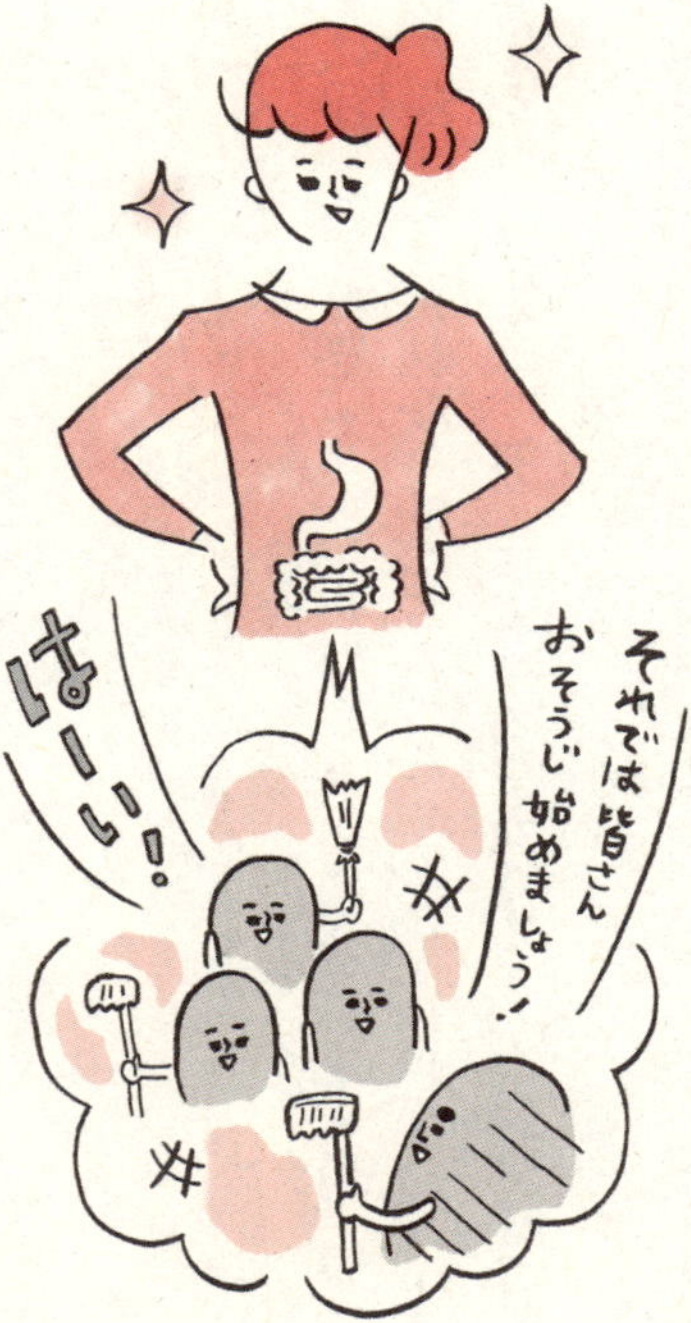

野菜ジュースは、決して野菜の代わりにはならない

スーパーマーケットに行くと、野菜ジュースがたくさん並んでいますね。パッケージを見ると、摂取できる栄養素がたくさん書いてあって、うれしくなります。しかし、さらによく見ると、「野菜は、加工によって失われる成分もあります」とも……。

これは、どういう意味を持つのでしょうか。

実は野菜ジュースは、野菜としての役割を100%果たしていないのです。

最近、青汁を飲んでいる方も増えていますが、同じことがいえます。

私の勤務するクリニックに栄養指導にいらした患者様で、次のような方がいらっしゃいました。

「野菜ジュースはカラダによいので、朝食、昼食、夕食、間食と毎食200㎖ぐ

ら い、1日1ℓ程度飲んでいた。飲めば飲むほどカラダによいと思っていた」と言うのです。

中性脂肪が高めの方でしたので「野菜ジュースは朝食時1回のみにして、毎食ごとに適量の野菜を摂取するように」とアドバイスしました。その結果、中性脂肪が正常範囲内にまで下がっていきました。

野菜ジュースには糖質も含まれているため、飲みすぎは糖質のとりすぎにつながり、中性脂肪を蓄える要因を作ります。

しかし、忙しく生活している方の中には、いくら管理栄養士が「野菜を1日350g以上、毎食120gぐらい、そのうちの3分の1は緑黄色野菜でとりましょう」と言っても難しい状況、場面に出くわすことが多々あると思います。

そんな状況のときに、野菜ジュースを利用するのはおすすめです。

それでも1日1回200㎖程度とし、あくまでも応急措置用としての位置づけにしてください。

野菜を食べることの主なメリットは、次のような点が挙げられます。

①しっかりかんで食べることで満腹中枢が刺激され、食事量が少量でも満腹感が得られやすくなり、ダイエット効果が期待できる。
②野菜には水溶性と不溶性の2種類の食物繊維がある。水溶性の食物繊維は高血圧や糖尿病などの代謝性疾患に、不溶性の食物繊維は便秘や消化器系疾患に、予防や改善効果がある。
③加工したジュースにくらべて、不溶性の食物繊維やビタミンCや葉酸が豊富に含まれている。

野菜ジュースは製造過程において、不溶性の食物繊維などの栄養成分が除かれていたり、ビタミンCや葉酸などの割合が変化したり、野菜を食べたときと同じような効果は得にくいのです。

現在、日常的に野菜ジュースを野菜代わりに摂取している方は、野菜ジュースの位置づけを見直してみてください。

菜食主義者には、ある大切なビタミンが欠落している

栄養指導に来られる患者様で特に女性の方に多いのは、自己流ダイエットを実践している方です。

その中で、近頃目立って増えてきたのが、これまでの肉中心、揚げ物中心の食生活を猛反省し、野菜中心の食事に切り替え、動物性食品を徹底的にとらないようにするというもの。そして、みなさん口をそろえて「便秘が改善されて調子がいい」と、植物性食品中心の食事療法を絶賛されます。

食事療法は、ご自身で無理なく納得して行える方法が一番です。そうでないと長続きしません。ダイエットは、細く長く行えるのが健康維持に大切です。

しかし、長期間にわたってやり方を間違えると、血液中や組織中のビタミン濃度が低下することがあります。

動物性食品をまったくとらず、野菜や雑穀、大豆製品といった植物性食品だけの偏った食事を長期間続けると、ある栄養素が欠乏する可能性が高くなるのです。栄養素の中でも動物性食品に含まれていて、植物性食品にはほとんど含まれていないビタミンがあるのをご存じですか。赤いビタミンとも呼ばれるビタミンB12です。欠乏すると悪性貧血になったり、神経障害を起こしたりします。

ビタミンB12は、腸内細菌によっても合成されます。また植物性、動物性、両方の食物をバランスよくとっている方なら、体内に蓄積されています。そういった方が欠乏することはまれです。

ほかにも、極端に動物性食品をとらない方は、ビタミンB12のほかに、ビタミンD、鉄、カルシウム、亜鉛なども足りなくなります。

これらの栄養素も動物性食品に多く含まれる傾向にあり、鉄やカルシウムは植物性由来のものより体内に吸収されやすくなっています。

特に若い女性は、貧血予防にも肉や魚をとることは大切です。

野菜などの植物性食品しかとらない食べ方は、必要な栄養素が十分にとれないため栄養バランスがいい食事とは決していえません。はっきり申し上げて偏食です。

あなたのカラダにはビタミンB12をはじめ、もっと欲しがっている栄養素があるかもしれません。

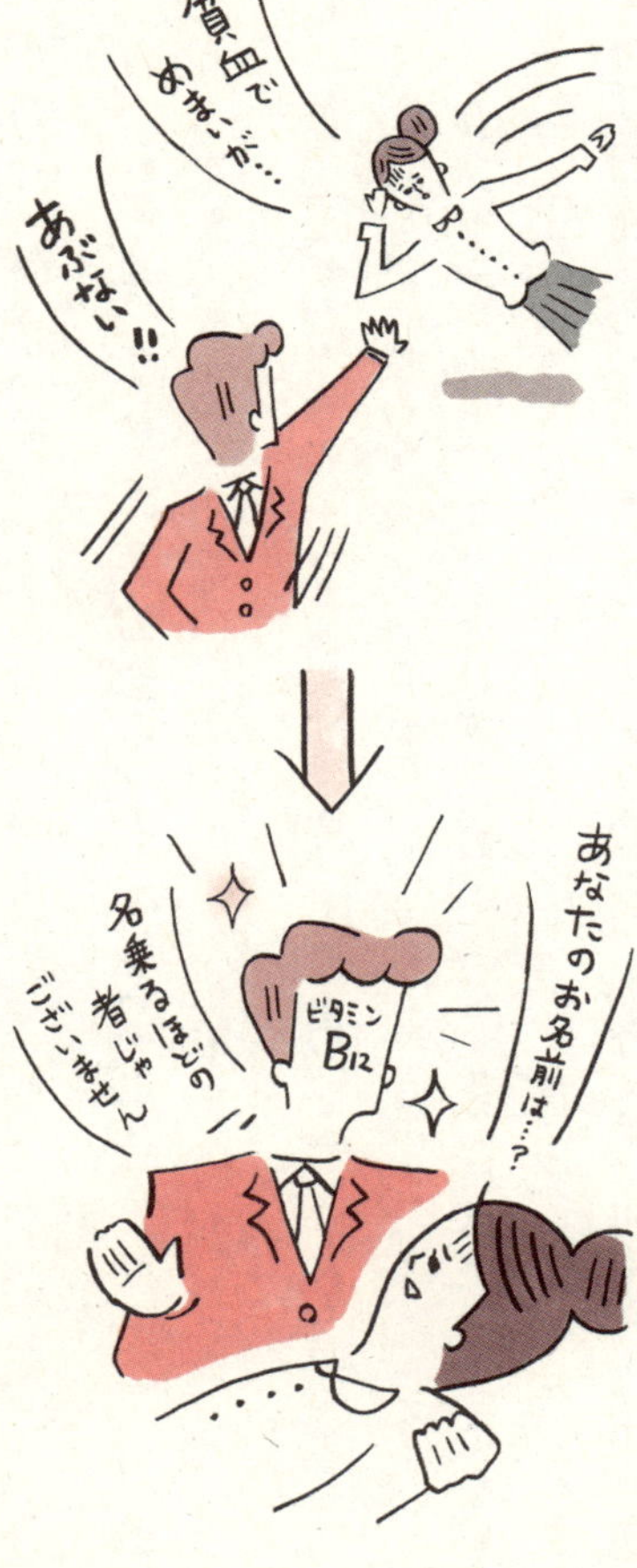

便秘の悩みは、炭水化物と甘いものが解決してくれる

「私、本当によく食べるの、でも便秘症で困っているの」という友人がいました。一緒に8日間海外旅行をして、食事量の少なさにびっくりしました。甘いデザートや果物は苦手、主食は食べない……、全体的に食べる量が少ないのです。確かにスリムではありました。

改めて自己申告の「よく食べる」という基準に、かなり個人差があると思いました。

また、便秘症でなかなかやせないと嘆く別の友人は、朝食は缶コーヒーあるいは欠食、お昼ごはんは揚げ物と野菜ジュース、間食にお菓子、夕食はほとんど居酒屋で、焼き鳥や塩辛、漬物などをちょっとつまむ程度でした。

便秘は、弛緩性便秘といって便意を我慢したり、腸の動きが低下して起きるも

のと、痙攣性便秘といって腸管の自律神経失調により起こり、痙攣性収縮によって便の輸送が障害されるものがあります。

食事療法として、弛緩性便秘と痙攣性便秘のどちらにもいえることは、食事量を確保することです。

私の友人は、2人とも食事内容もさることながら、食事量を増やしたことで便秘が改善しました。現在は快食・快便で、お肌もきれいになりました。

弛緩性便秘の予防には、十分な水分をとり、胃腸の動きを促す食品をとることです。以下、おすすめの食品です。

・糖質の多い甘い食品（はちみつ、砂糖、水あめなど）
・糖質が豊富な食品（ゴボウ、レンコン、カボチャ、クリ、トウモロコシ、七分つき米、胚芽米、玄米、バナナなど）
・食物繊維が豊富な食品（キノコ、切り干し大根、ヒジキ、納豆、おから、ところてん、コンニャク、豆類、イモ類など）

・脂質を多く含む食品（マヨネーズ、バターなど）
・酸を多く含む食品（パイナップル、リンゴ、牛乳、ヨーグルト、梅干しなど）

特に糖質が多い甘い食品は、腸管内で発酵しやすく大腸の運動を高めます。

一方、痙攣性便秘は、刺激性の少ない食事をすることが大切です。控える食品は、香辛料などの刺激性食品、固い食品、濃い味つけの料理、炭酸飲料、揚げ物などの脂質の多い料理、ガスを発生しやすい食品（豆類、イモ類、カボチャ、クリ、バナナ）、熱すぎるもの、冷たすぎるものなどです。

これらの食品を避けて、その代わりに水溶性の食物繊維が多い果物類、海藻類を食事にとり入れます。

どちらの便秘でも、食事量を確保することは、とても大切です。主食の炭水化物をしっかりとりましょう。抜いてはいけません。

主食、主菜、副菜をとり合わせて1食当たり500g程度（汁物などの液体を除く）の食事量を確保しましょう。

緑茶の飲みすぎは、結石や胃炎の原因に

緑茶を水代わりに飲んでいる方は多いと思います。職場でも、机に緑茶のペットボトルが置いてあるのをよく見かけます。ポリフェノールが入っているし、ビタミンCも摂取できるし、カロリーもほとんどないし、さっぱりするし……といいことづくめ。大変人気があるのも納得がいきます。

お茶の中でも、ビタミンCの含有量は緑茶が一番です。夏の日差しの強い時期、水分補給はもちろん、このビタミンCのおかげでシミ対策にもなります。

たいへんカラダによい緑茶ですが、それでもとりすぎは、カラダを悪くする原因を作ってしまいます。ビタミンCは2015年の食事摂取基準では推奨量が1日100mgで、緑茶にすると約1・7ℓです。

ビタミンCは代謝の過程でシュウ酸ができます。このシュウ酸は腎臓結石や尿

路結石などの石の成分のひとつです。また、ビタミンCをとりすぎると尿を酸性化し、下痢を起こしたり鉄吸収の過剰促進がみられます。

緑茶の濃い味が好きな方で、1日中、大量に飲まれる方、そして、ビタミンCのサプリメントをはじめ、ビタミンC含有食品をとり合わせている方は特に注意しましょう。

また、緑茶にはタンニンやカフェインも含まれています。

タンニンの影響で、緑茶を常飲すると萎縮性胃炎になりやすいので、特に空腹のときは控えたほうがよさそうです。

急須でお茶を一度いれたものに、しばらくしてからもう一度お湯を足して飲むのもタンニンが変質して胃腸によくありません。

カフェインは、ご存じのように、とりすぎると睡眠障害、頻尿といった症状をもたらします。さらに毎日飲み続けて、知らない間にカフェイン中毒になる可能性もあります。

しばらく緑茶を飲まないと頭が痛くなってくる方は、カフェイン中毒かもしれません。カフェインがきれると、血管が拡張して頭痛を起こしたりします。

緑茶は、適量であるなら、抗酸化作用、抗菌作用、アルコール代謝促進、胃がん予防、利尿作用、疲労回復、眠気防止などたくさんの効能があります。

茶葉を粉にした抹茶は、カルシウム、カリウム、鉄、β-カロテン、ビタミンC、ビタミンE、食物繊維を残さずとることができます。どの食品にもいえることですが、1種類の食品を、1日に多量に、長期間にわたってとることは避けたほうがよさそうです。

日常の中で、適度に緑茶を飲むことで心がリフレッシュし、カラダも効能をすべて受けとることができます。

牛乳を飲むなら、朝より夕方に飲むのが効果的

昔は銭湯へ行くと、お風呂あがりにビンの牛乳を、腰に手を当てて飲む人の姿をよく見かけました。

牛乳は、良質のたんぱく質源として、またカルシウム補給源として、お子様から大人まで幅広い層に人気のある乳飲料です。

カルシウムは日本人にとって足りない栄養素のため、常日頃から意識してとる必要があります。

カルシウムが不足する背景として、まず日本の土壌にカルシウムが少ないため、その土壌で育つ野菜にカルシウムが少ないことがあります。

また、日本の水はカルシウムなどのミネラル類が少ない軟水であるため、水分補給と共にカルシウムの摂取ができないことがあります。

そういった背景に加えて、カルシウムの体内への吸収率の悪さもあります。食品中のカルシウムの体内への吸収率は、牛乳が約50％、小魚が約30％、緑黄色野菜が20％です。

このように体内への吸収が困難なカルシウムは、さらに時間帯によっても、その吸収率が大きく変わってきます。時間帯を考えて摂取しないと、せっかく摂取しても体内に吸収されずに排出されてしまうかもしれません。

女子栄養大学副学長・栄養学部教授の香川康雄先生が編著された『時間栄養学　時間遺伝子と食事のリズム』（女子栄養大学出版部）の中で次のような報告があります。

「カルシウムを蓄積するのは夕方からです。そのため、牛乳は夕方に飲むほうがより効果的です。骨というのは、昼間に溶けだしていますが、それを夕方にカルシウムをとることによって防ぎます」

カルシウムは99％が骨や歯に、1％は血液、筋肉、神経に存在しています。

カルシウムは、ケガをして出血したときに血液が固まるように働いたり、心臓の筋肉、足や手の筋肉を収縮させたり、神経の興奮を鎮めたりする働きがあります。

寝ている間もカラダの中の内臓をはじめ、いろいろなところで生命維持のためにカルシウムは使われています。

また、血液中のカルシウム濃度を一定に保つためにも骨のカルシウムが使われています。

ですので、毎日カルシウムは補給し、使われたカルシウムを骨に戻さないといけません。カルシウムが不足した状態が長期間続くと、骨量が減少して骨折しやすくなったり、骨粗鬆症になったりもします。

牛乳は手軽にとれるカルシウム補給食品です。日頃からカルシウム不足と感じているなら、牛乳を夕方から夜にかけて飲んで、効率よくカルシウムを蓄積させましょう。

プリン体の量は、ビールよりも豆乳のほうがはるかに多い！

尿酸値の高い方の食生活を聞くことがあります。たいていの方が「ビールはプリン体が多いので、プリン体ゼロのビールに変えたり、珍味を控えています」と話されます。

プリン体はカラダの中で代謝されて尿酸になります。尿酸はカラダに必要なものですが、プリン体の多い食品を過剰にとることで尿酸濃度が体内で高くなると、痛風や尿路結石などの病気を引き起こす原因となります。

患者様に食品中のプリン体含有量がわかる一覧表をお見せすると、ほとんどの食品にプリン体が含まれていることに驚愕されます。

プリン体が含まれている食品には次のようなものがあります。

穀類（玄米、そば粉、小麦粉など）、豆類（豆乳、おから、納豆など）、野菜類、キノコ類、肉類、魚介類、魚類加工品（つみれ、ちくわなど）、酒の肴（白子、かにみそ、あんこうの肝など）、健康食品（ビール酵母、クロレラ）など
です。

プリン体はたんぱく質を含む食品には、多かれ少なかれ含まれているのです。
また、ビールよりもプリン体の含有量が高い食品も意外と多いのです。
ビールにはプリン体が100g中5～10㎎ぐらいしか含まれていません。ビールのプリン体は麦芽由来のため、麦芽の少ないビールや発泡酒はもっと含有量が低くなります。

ビールを控えることでプリン体の摂取量を控えても、他の食品の食べすぎによってプリン体を過剰に摂取していれば意味がありません。

ちなみにビール500㎖のプリン体含有量は16・6～42・1㎎です。とんこつラーメンはスープまで完食すれば約120㎎以上の摂取となり、ビール以上。豆乳は200㎖当たり43・9㎎で、ビールよりも1回にとるプリン体の量が多いのです。

しかし、これで豆乳を今日から控えるのはナンセンス。豆乳の持つ栄養素やその効能を考えれば、プリン体含有量を気にするよりも、計り知れないカラダへの恩恵があるからです。

尿酸値の高い方は、ビールのプリン体含有量よりも1日の飲酒量や1回の食事量を意識しましょう。標準体重以上の方は、摂取エネルギーを制限して減量しましょう。

プリン体含有量ばかり気にして、食事の全体量や食事内容をおろそかにしてはいけません。

大根おろしは、おろしたてを食べないと意味がない

スーパーマーケットへ行くと、大根1本を半分にカットした状態で売られているのを目にします。大根おろしを作るとき、上と下のどちらを買いますか？

大根おろしに向いているのは、根の葉に近い部分である淡黄色がかった部分です。ソフトな辛みのため、おろしそば、魚のみぞれ煮、あるいは薬味として、天ぷら、焼き魚、焼肉など、あらゆる料理に合います。

大根の真ん中の部分は、ぶり大根やおでんなど煮物料理に適しています。根の下の部分は、筋が多くとても辛いのが特長で、切り干し大根などに利用されます。

ところでみなさんは、大根おろしは何を使っておろしていますか。

フードプロセッサーを使うと、あっという間にたくさんの大根おろしができあがります。家族の多い方、忙しい方にはとても便利です。その一方、おろし金を

使って、簡便性よりおいしさを追求する方も多いはず。

では、その大根おろし、おろしたてをすぐに食べていますか？

一度におろして保存容器に入れ、冷蔵庫で保存していないでしょうか。家族全員が同じ時間に食事ができないご家庭などは、確かにそのほうがいつでも使えて便利でしょう。

でも、大根おろしは、おろしたてを食べないと、カラダに有効な栄養成分が減ってしまうのです。

それは大根に含まれるビタミンCや酵素に原因があります。

大根の白い根に当たる部分には、ビタミンC、食物繊維や消化酵素であるジアスターゼ、カタラーゼなどが含まれています。

ビタミンCは、時間がたつにつれて損失率が高くなっていきます。

おろした直後のビタミンC量を100とすると、5分後90%、10分後85%、1時間後76％、2時間後53%になるというデータがあります。

ビタミンCには、コラーゲンの生成に関与、鉄の小腸吸収を促進、肝臓の解毒作用を促進、ホルモンの合成に関与、メラニン色素の生成阻害（美白作用）などの作用があります。

大根に含まれる酵素のジアスターゼは消化を助け、カタラーゼは、発がん物質を抑制する働きがあります。

しかし、どちらの酵素も時間とともに効力が失われていきます。

大根おろしは、使う部位を選ぶほかに、おろすタイミングを考えないと、せっかくの栄養成分が台無しになるのです。

おろしたての大根おろしをたっぷり食べて、上手にビタミンC、酵素を補給しましょう。

第2章

毒になる食べ合わせ、薬になる食べ合わせ

肉のコレステロールは、大豆製品を食べて体外へ排出！

会社の健康診断の結果、ＬＤＬコレステロール（悪玉コレステロール）が高いことがわかり、管理栄養士から「肉は赤身のところを1日50ｇにしましょう」というアドバイスを受けたことはありませんか。

50ｇは、牛肉薄切りなら1枚程度。たったひと口で終わってしまう量です。肉は大事なたんぱく質源ですが、同時に飽和脂肪酸やコレステロールも含まれていて、食べすぎが続くとＬＤＬコレステロールが増える要因となります。

栄養指導を受けて肉の摂取量を理解しても、接待などで、どうしても焼肉を食べに行かなければならないこともあるでしょう。

そんな、カラダにムチ打って食事をしている方に朗報です。

肉をたくさん食べる必要がある場合は、大豆製品も一緒に食べましょう。肉でとった余分なコレステロールを、大豆製品の力で体外に排出することができるのです。

肉から摂取したコレステロールは、通常、肝臓で作られた胆汁酸と結びついて体内に吸収されます。そのときに、枝豆、湯葉、豆腐などの大豆製品の大豆たんぱく質があると、腸の中で、肉のコレステロールよりも先に大豆製品の大豆たんぱく質が胆汁酸と結びつくようになります。

そうすると、肉のコレステロールは胆汁酸と結ばれることなく体外へ排出されます。

つまり、体内へ吸収されないのです。

胆汁酸が女性なら、伴侶として草食系男子（大豆製品）を選び、肉食系男子（肉）は捨てられるということになるでしょうか。

そして、そのあとどうなるか――まだ続きがあります。

結ばれた大豆たんぱく質と胆汁酸は、その後切り離され、胆汁酸もまた体外へ排出されます。この胆汁酸は、もともと体内のコレステロールから作られたものです。胆汁酸が外へ排出して減るということは、また肝臓で胆汁酸を作らなければいけません。そのために体内にあるコレステロールが使われるようになります。

その結果、コレステロール量が減ることになり、コレステロール値が下がります。

ですから、肉を食べるときに大豆製品を組み合わせることは、コレステロール値の改善にはとても大切なのです。ハンバーグや肉団子を作るときに、おからを使ってカロリーを抑える裏ワザも実は理にかなっていたのです。

どうしても焼肉を食べなければいけないときは、枝豆などの大豆製品のおつまみも同時にオーダーしましょう。状況的に食事で大豆製品がとれなかった場合は、食後すぐにコンビニへ行って豆乳を飲みましょう。

リンゴとコレステロールが高い料理は、切っても切れない間柄

おいしいものには、コレステロールが高いものが多い傾向にあります。コレステロールが高い食品を食べるときは、コレステロールを下げる効果が期待できる食品を一緒に食べて、相殺効果を狙いましょう。

コレステロールを下げる効果が期待できる食品には、食物繊維が多く含まれています。食物繊維は、コレステロールの吸収を阻害して、余分なコレステロールを外へ出す働きがあります。

中でもペクチンという食物繊維は、その働きが強いのです。多くは熟したフルーツに含まれています。フルーツに含まれる不溶性のプロトペクチンが、成熟するにつれて水溶性のペクチンに変化します。

ペクチンは便通を促し、腸内環境を整えてビフィズス菌や乳酸菌などの善玉菌

を増やします。

フルーツの中でもリンゴがおすすめです。

食物繊維のほかに、酸味のもとであるクエン酸はエネルギー代謝を活発にするので疲労回復効果もあります。ほかにもカリウムが豊富なため塩分を排泄する働きもあります。

またリンゴに含まれるポリフェノールは、善玉コレステロールを増やして過酸化脂質濃度を低下させるという報告もあります。

私が提案するのは、「おろしリンゴドレッシング」です。オリーブオイル、食物酢、おろしリンゴで作ります。

オリーブオイルもまた、コレステロールを下げる効果があるので、その力が倍増します。リンゴをすりおろすのが面倒なときは、リンゴを刻んで使うのもおすすめです。かんだときに、口に広がる果汁味も楽しめます。

あるいは、リンゴを薄切りにして、レタスなどと合わせてリンゴサラダを作り、肉料理などに添えてもいいでしょう。

コレステロールが心配な方は、ペクチンが豊富な食品を同時に摂取することで、余分なコレステロールを外に出し、健康なカラダを維持していきましょう。

ペクチンが豊富な食品には、リンゴのほかにもイチゴ、イチジク、柑橘類などがあります。肉料理のソースや付け合わせに利用してください。

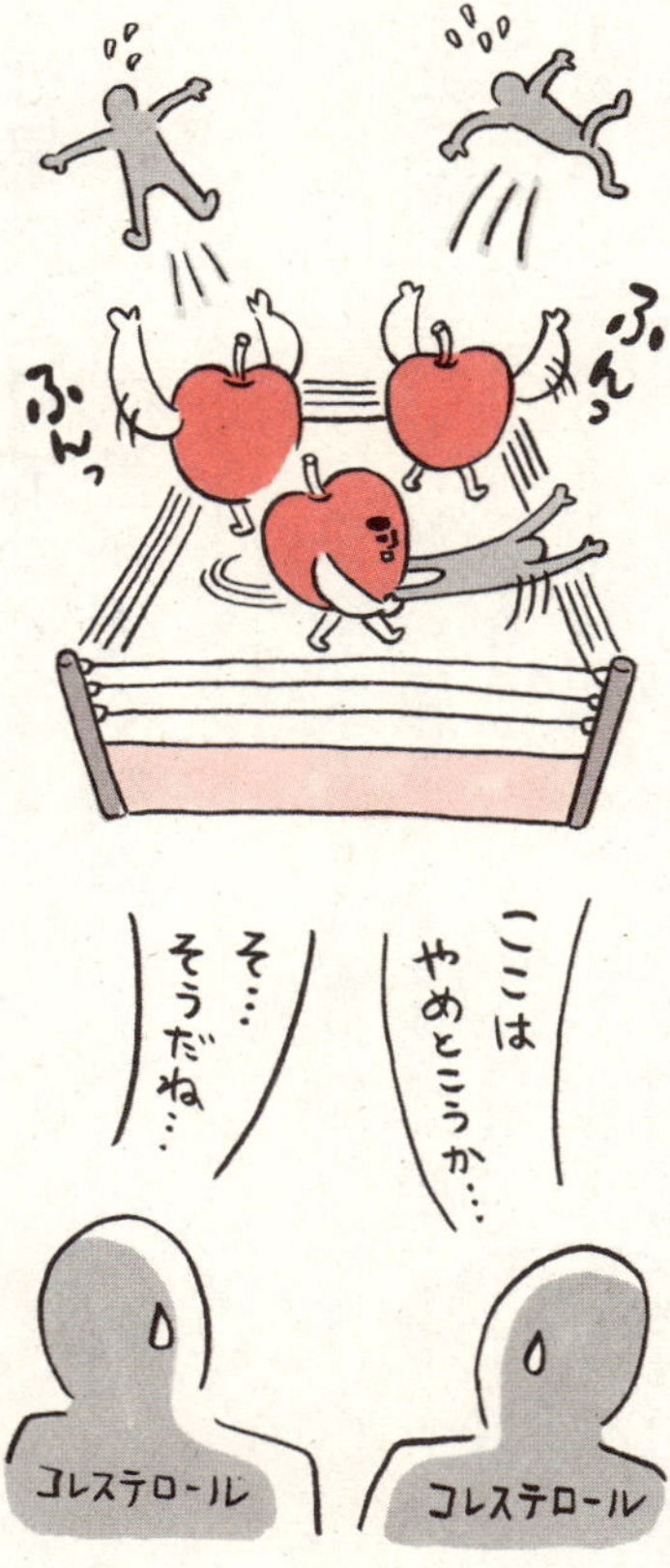

ミカンは果肉だけでなく、房ごと食べれば血管が強くなる

ミカンといえば、ビタミンCの宝庫、そして冬の定番フルーツです。寒い季節にミカンを食べれば風邪の予防にもなります。

冬の時期、こたつの上に置いてあるミカン、どうやって食べていますか？　果肉のみですか、それとも房も丸ごとですか？

白いスジをきれいに時間をかけてむいて食べる人、果肉だけ食べて房は口から出す人、よくかまないで房ごと飲み込む人……。食べ方、むき方は、人それぞれです。

実はミカンの白いスジや房には、ビタミンPの1種、ヘスペリジンが豊富に含まれています。

ビタミンPは、毛細血管の透過性を保って血管を丈夫にしたり、高血圧予防、

免疫力を高める作用などがあります。

ビタミンCは、毛細血管の弾力を高めるコラーゲンの生成に関与しています。しかもビタミンPがビタミンCの吸収を助ける働きがあるので、同時にとることで毛細血管の増強に関して相乗効果が生まれます。

ミカンの房にはビタミンP、果汁にはビタミンCが豊富なため、ミカンを食べるなら、房ごと食べたほうが、より一層、血管を丈夫にする効果が期待できるのです。

ビタミンPは、ミカンのほかにオレンジやグレープフルーツの房、サクランボ、ブドウ、アンズ、ブロッコリー、そば粉などにも多く含まれます。

ミカンの房にはペクチンという食物繊維も含まれ、便秘の改善にもなります。ミカンは房ごと食べれば、お得感いっぱいです。

房をよくかむことで、顔の筋肉を鍛えることもできます。テレビを見ながら、ビタミンを補給、そして顔の筋肉運動——ミカンは美容にもうれしいフルーツですね。

また、皮のオレンジ色の色素成分に含まれるβ-クリプトキサンチンは、がんの発生を抑える働きがある抗酸化物質です。

皮を干して作った「陳皮《ちんぴ》」は漢方薬にもなっていて有名ですね。

ご家庭で陳皮を作り、自家製陳皮ティーを楽しんでみてはいかがでしょうか。ミカンを食べる前にきれいに洗って皮をむいて、その皮を2~3週間乾燥させてミキサーで粉砕すれば、陳皮パウダーのできあがりです。冷暗所に保存しましょう。

紅茶をいれるときに陳皮パウダーをお好みの量入れていただきます。冬はホットで、夏は冷やした陳皮入り紅茶にオレンジジュースを加えるのがおすすめの飲み方です。

魚介と海藻の組み合わせが、メタボの悩みを吹き飛ばす

魚介類の油であるEPA（エイコサペンタエン酸）、DHA（ドコサヘキサエン酸）は、サプリメントでもおなじみですね。EPA、DHAは、魚介類の中でもイワシ、サンマ、ニシン、サケ、サバ、甲殻類などに多く含まれています。

これらの油は動物性脂肪にくらべて融点が低いため、常温でも液体である特長から、血栓を作りにくくする働きがあります。また、動脈硬化の進行を防ぎ、動脈血管の弾力を強くします。

そして、何より注目したいのは、食べすぎなどが原因でできてしまった余分な中性脂肪を低下させる作用や、余分なコレステロールを下げる作用があります。

EPAはDHAにくらべて血中の中性脂肪を下げる効果が高く、DHAは善玉

コレステロールを上げて悪玉コレステロールを下げる働きがあるのです。

魚介類を食べるときに、海藻を加えることで、この働きをさらに強化することができます。

海藻のワカメや昆布は、独特のぬるぬる感がありますね。そのぬめりは、アルギン酸とフコイダンと呼ばれる水溶性の食物繊維です。

この水溶性の食物繊維は、脂肪が消化吸収されるのを抑えたり、コレステロールの吸収を妨げて排出を促したり、食後の血糖値の急激な上昇を防いだりする働きがあります。

普段の食事の中で、この組み合わせを意識的にとり入れましょう。時間のない方、料理をあまりされない方は、お刺身や魚介サラダをもずく酢で和えるだけで、魚介と海藻が簡単に一緒に食べられます。

また、意外と使い勝手のよい食品として寒天があります。寒天はテングサ、エゴノリ、オゴノリなどの海藻類を溶出して作られたものです。棒状、糸状、粒状、粉状と形状はいろいろありますので、献立に上手にとり入れてみてください。

私は自宅に友人を招いたときの勝負料理として、粉寒天で魚介類を固めたゼリー寄せを作ることがあります。「中性脂肪やコレステロールの改善効果が期待できる料理です」とひと言添えて出すと、喜んで食べてくれます。

また、粉寒天を使ったゆるゆるのコンソメゼリーを作り置きして、魚料理のたれやソースとして使うのも、透明感が目でも楽しめておすすめです。

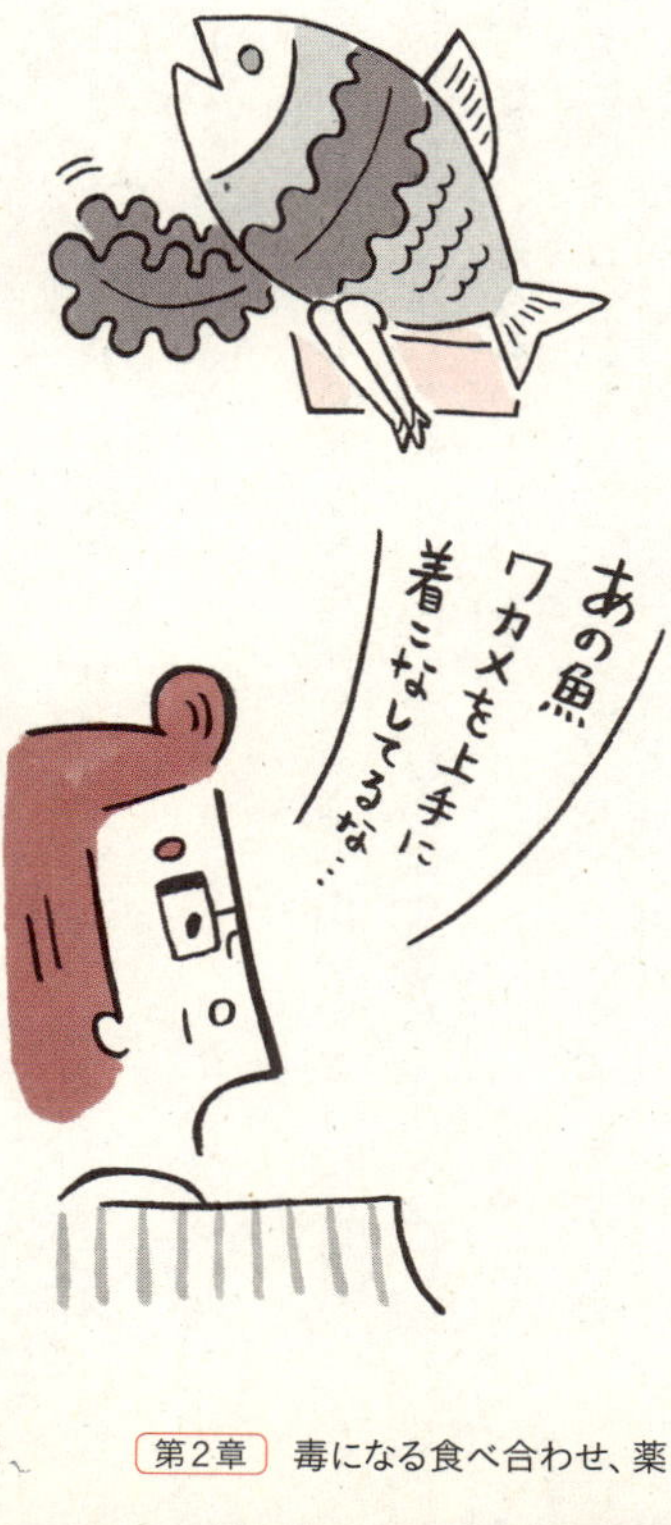

豚肉料理には、玉ネギやニンニクが欠かせない

豚肉料理は、残業が続いてヘトヘトの週末や夏バテで力が出ないときに、元気をチャージできる滋養強壮料理です。この元気の源が豚肉に含まれるビタミンB_1のおかげであることはご存じの方も多いと思います。

ビタミンB_1は、糖質がエネルギーに変わるときに必要なビタミンで、疲労回復効果に抜群の威力を発揮します。

ただ、このビタミンB_1、水溶性のため体内で長時間にわたってパワーを発揮できないのが難点です。

この難点を克服するためには、「アリシン」が活躍します。アリシンは玉ネギやニンニクなどの、あの食欲がそそられる刺激的な香り成分です。

ビタミンB_1とアリシンが結びつくと、「アリチナミン」という物質になります。

アリチナミンは、体内で長時間にわたり疲労回復効果をもたらします。しかも、ビタミンB1よりも吸収されやすく、おまけに非常に強い殺菌作用、抗菌作用もあります。

豚肉と玉ネギを合わせた家庭料理といえば、かつ丼、カレーライス、酢豚がおなじみですね。ごはんがどんどんすすみ、ついつい食べすぎてしまいがちです。しかしうれしいことに、豚肉と玉ネギのとり合わせで生まれたアリチナミンが、ごはんの糖質をどんどんエネルギーに変えてくれます。

こんなにエネルギー効率のよいとり合わせは、ほかにはありません。また、お互いの足りない栄養素も補い合えるため、栄養バランスもよくなります。

たとえば、豚肉は玉ネギにはないビタミンB2やビタミンB12といった栄養素を含んでいます。一方、玉ネギは、豚肉にはない食物繊維を含んでいます。

ビタミンB2、ビタミンB12、食物繊維は、みなカラダに必要な栄養素です。2つの食品を一緒にとることで、アリチナミン効果が生まれ、栄養のバランスまでよくなります。豚肉には、玉ネギやニンニクを加えて、料理しましょう。

塩辛いものを食べたときは、フルーツや豆乳などで帳消しに

食事の味つけが塩辛くて、食後にのどがかわいて水をガブ飲みした経験はありませんか。

こういうときは水でもよいのですが、野菜ジュースやトマトジュースがおすすめです（もちろん、無塩のものを）。これらのジュースには、塩分であるナトリウムを排泄するカリウムがたくさん入っているからです。

カラダの細胞は、ナトリウムとカリウムのバランスを一定に保つように調整しているので、ナトリウムを多くとった場合は、カリウムを補給することで帳尻を合わせるのです。

カリウムは、イモ類、野菜類（特に緑黄色野菜）、フルーツ、魚類、海藻類に多く含まれています。

イモ類ではサトイモ、ジャガイモ、サツマイモ、野菜類ではホウレンソウ、モロヘイヤ、小松菜、京菜、春菊、カボチャ、フルーツではアボカド、メロン、バナナ、ポンカン、夏ミカン、イヨカン、ハッサク、柿など。

魚類ではスルメイカ、真ガレイ、カンパチ、サワラ、海藻類ではヒジキ、真コンブなどに多く含まれています。

ほかに、低脂肪牛乳や豆乳もカリウムが豊富です。

お酒好きの方なら、カリウムが多いスタウトビールもグラス1杯程度ならおすすめ。もちろん、カリウムが多いからという言い訳をしながらの飲みすぎは逆効果です。

外食をすることが多い方は、味の濃い料理に出合うことが多々あると思われます。食べた瞬間、「これは濃い!」と感じたならば、食後のデザートにカリウムの豊富なフルーツをオーダーしたり、コンビニで豆乳を購入したりして応急処置をしましょう。

ご存じの通り、塩辛いものを食べ続けると高血圧の原因になります。

自宅で調理する場合、しょうゆや塩などの調味料を目分量で使っていると、どうしても塩分過多になりがちです。計量スプーンや計量カップを使って、きっちりと量って調理しましょう。

しょうゆ5㎖（小さじ1）の塩分量は、食塩約1g（小さじ1／5）に相当します。

1日の塩分摂取量の適正は、男性は1日8・0g未満、女性は1日7・0g未満です。

外食の多い方、濃い味つけに慣れてしまっている方は、塩分量を控えると同時に、先に挙げたカリウムを多く含む食品を意識的にとり入れるようにしましょう。

甘いものを食べすぎた罪悪感は、焼きのりが解消してくれる

昔から「お菓子は別腹」といわれるように、甘いものはお腹が空いていなくても、目に入ってしまうと食べたくなります。

仕事で疲れたときや3時のティータイムにも、お茶だけでは物足りなさを感じるときに、甘いものがほしくなりますね。

また、うれしいことがあった日は、自分へのご褒美としておいしいケーキを買って帰ることもあるのでは？

私の知人は、眠くなると甘いものが食べたくなってしまい、就寝前に甘いお菓子をついつい食べてしまうそうです。

このように甘いものは、食欲とは関係なしに、脳の働きによって食べたくなるときがあります。心をつかさどる脳が甘いものを食べることで、心の満足感、幸

福感などの癒しを求めようとするからです。

仕事がひと段落ついてほっとひと息つきたいとき、ストレスが続いてリラックスしたいとき、眠くなったときに甘いものを食べたくなるのは自然なことなのです。

色鮮やかにトッピングされたフルーツとカスタードたっぷりのタルト、ナッツやチョコレートがぎっしり詰まったサクサク感が楽しいクッキー、あんこがたっぷり尾まで入ったたい焼き、中からトロトロクリーミィなチョコレートが溢れ出るフォンダンショコラなど、なにものにも代えがたい心の栄養となります。

ところで、ダイエット中、大好きな甘いものを我慢し続けて、そのストレスが飽和状態になって、爆発食いに走って大失敗をした経験をお持ちの方もいらっしゃるでしょう。

ダイエット中とはいえ、無理に我慢してストレスをためるくらいなら、食べたいときは潔く食べて心の欲求を満たし、明日からまた頑張ろうと固く決心したほうが得策ですし、長続きもします。

そして決心のあと、1枚の焼きのりを食べるのです。

焼きのりには、お菓子にたっぷり入っている砂糖をエネルギーに変えるためのビタミンB_1、生クリームに入っている脂肪をエネルギーに変えるためのビタミンB_2、また同じくコレステロールを排泄するための食物繊維、中性脂肪やコレステロールを下げる働きがあるＥＰＡ（エイコサペンタエン酸）やＤＨＡ（ドコサヘキサエン酸）など、食べてしまった甘いものを相殺してくれる盛りだくさんの栄養素が入っています。

焼きのりを食べて、明日からまたダイエットに励みましょう。

緑茶やコーヒーを飲みながらの食事は、野菜の大事な栄養素をムダにする

ファミリーレストランのドリンクコーナーは、とてもお得感があります。コーヒーや緑茶が何杯もおかわりできるため、食事をしながら、ついつい飲みすぎてしまうという人も少なくないでしょう。

またご自宅で、お茶を何杯も飲みながら食事を楽しまれている方も多いのではないでしょうか。

私どものクリニックでも、入院中の患者様の疾患に合わせて、ほうじ茶、紅茶、ハーブティーを毎食カップで提供しています。

コーヒーやお茶は濃いほうが好き、あるいは薄いほうが好きなど、人によって好みはさまざまですね。

ただ、濃いコーヒーや渋いお茶が好きな方で、それらを食事中に何杯も飲まれ

る方はご注意ください。

第1章で、緑茶の飲みすぎはカルシウムの吸収を妨げると述べましたが、ほかにも理由があります。

コーヒーやお茶を飲んだときに感じられる苦味成分や渋味成分が、食品に含まれる大事な栄養素である「鉄」の体内への吸収を妨げます。

その苦味成分、渋味成分の正体は、タンニンとよばれるポリフェノールです。ポリフェノールは抗酸化物質でもありアンチエイジング効果も期待できるのですが、このタンニンは、鉄と結合して「タンニン鉄」となり、鉄の吸収を阻害します。

鉄は赤血球を構成するヘモグロビンや酵素の成分になっている大事な栄養素です。不足すると、鉄欠乏性貧血や粘膜の炎症を起こしたりします。

食品に含まれる鉄は2種類あります。

肉や魚などに含まれるヘム鉄と、野菜・卵・貝類に含まれる非ヘム鉄です。

ヘム鉄の吸収率は35％程度、非ヘム鉄は5％程度です。

タンニンは、野菜・卵・貝類に含まれる非ヘム鉄の吸収を阻害します。コーヒーやお茶のおいしい誘惑に負けて飲みすぎてしまうと、ただでさえ低い鉄の吸収率が、さらに低くなってしまいかねないのです。

鉄の1日の推奨量は、2015年食事摂取基準によると、30~69歳の男性は7・5mg、月経ありの女性は10・5mg、月経なしの女性は6・5mg。推奨量とは、ほとんど(97~98%)の人が1日の必要量を満たすと推定される摂取量です。平成28年国民栄養調査の結果をみると、30~59歳の平均摂取量は男性7・6mg、女性6・9mgです。

平均値なので、一見大半の方が必要量を満たしているように見えますが、月経のある若い女性は要注意。推奨量を満たしていない方が多いため、コーヒーや緑茶の飲みすぎに気をつけましょう。そして鉄をムダにしないようにしましょう。

「紅茶にはちみつ」の組み合わせがオススメできない2つの理由

紅茶を飲むときに、砂糖ではなく、はちみつを利用する方も多いでしょう。紅茶にはちみつを入れたら、紅茶が黒くなってしまったことはありませんか。

理由は、紅茶に含まれるタンニンとはちみつに入っている鉄が、化学反応を起こして「タンニン鉄」になるからです。はちみつの種類によって鉄の割合が異なり、鉄が多く含まれるほど色が濃くなります。

残念ながらタンニン鉄になってしまうと、鉄は体内に吸収されません。はちみつで摂取できる鉄が、紅茶のタンニンに邪魔をされてはいけません。せっかくの鉄を、紅茶を飲むことでムダにするのは避けましょう。ただでさえ吸収が悪い鉄なのですから。特に鉄欠乏性貧血の方は要注意です。

はちみつは砂糖にくらべて甘みが強く、カロリーは砂糖よりも低いという理由から利用する方も多いでしょう。

実ははちみつには、鉄の吸収を阻害する以外に、カロリーの盲点があります。はちみつは砂糖にくらべて100g当たりのカロリーは低いのですが、大さじ1杯当たりのカロリーは逆転しています。これは砂糖が固体で軽く、はちみつが液体で重いことからくるものです。

はちみつは大さじ1杯21gで62kcal、砂糖は大さじ1杯9gで35kcalです。はちみつも砂糖も、ブドウ糖と果糖が主成分。とりすぎると中性脂肪を増やすことに。砂糖よりもカロリーが低いと思い込んで、はちみつを紅茶に利用するのは控えたほうがよさそうです。無意識に糖分の過剰摂取になっているかもしれません。

はちみつは即効性のあるエネルギー補給源ですので、運動後や体力消耗時にはとても助かる食品です。しかも鉄が補給できます。中国では古代から、不老長寿の霊薬として神聖視されていたというのも、わかる気がします。

繰り返しになりますが、そうはいっても日常的にとりすぎてはいけません。1日の適量は、大さじ1杯程度です。

「酒は百薬の長」を実現する、海藻類のミネラルパワー

お酒は一日の疲れを癒し、明日への活力を生み出してくれます。

どんなお酒でも適切な量を守り、アルコールの代謝や内臓への負担を考えたおつまみを食べていれば、飲酒は長生きの秘訣となります。

センテナリアン（100歳以上の長寿の方）で飲酒習慣をお持ちの方が多いのもうなずけます。適量のアルコールは胃液の分泌を高め消化能力を活発にするほか、抹消にある血管を広げて血行をよくしたり、善玉コレステロール値を上げる効果があります。

アルコールは、カラダの粘膜から自然にカラダの中へ入っていきます。胃では20％、腸では80％が吸収されて肝臓へいきます。

いつまでもおいしくお酒を飲むために、昆布、ワカメ、ヒジキなどの海藻類の

摂取をおすすめします。海藻類は、多種類のミネラル類が含まれているからです。ミネラル類は、食物の消化吸収の過程で行われるさまざまな代謝に重要な役割を果たしています。

代謝とは、消化吸収、老廃物の排泄などのカラダの働きをいいます。たとえば、アルコールが二酸化炭素と水になるまで分解されることも代謝のひとつになります。この代謝には、酵素やホルモンが必要です。この酵素やホルモンは、ミネラル類が構成成分になっています。

また、ミネラル類は、血圧や血液のバランスを一定に保つためにも必要です。たとえば、おつまみで塩分の多い物をたくさん食べたとき、体内で血圧が上がるのを抑えて一定に保つためにミネラル類が働いています。

ほかにも、食べ物の影響で血液が酸性やアルカリ性にかたむくのを調整し、常に一定のバランスに保つようにする働きにもミネラル類が関与しています。

こんなにも、あらゆるところでミネラル類は使われています。飲酒をする際は、海藻類を食べてカラダの必要箇所にミネラル類を補給してあげましょう。

マグロの水銀が気になるなら、ごはんを食べるだけで安全安心

お刺身やお寿司で大人気のマグロ。日本人は、世界で水揚げされる4分の1を消費しているほどマグロ好きです。

以前、マグロをはじめ大型魚に水銀が含まれていることが、マスコミでとりざたされました。特に胎児への影響が大きい妊婦や若い女性は、大型魚の食べすぎに注意しましょうという警告がありました。

自然界には、プランクトンを小魚が、小魚を中型魚が……という食物連鎖があります。この上位に位置しているのがマグロ、メカジキなどの大型魚です。プランクトンに含まれている水銀が巡り巡って、マグロの体内に蓄積されるのです。

また、大型魚は寿命が長いため、水銀が蓄積され続け、体内での濃度が高まっていくのです。

そして食物連鎖の最上位にいる人間は、長い一生の間、その大型魚を好んで食べ続けています。これまで、マグロをどれくらい食べたか考えてみてください。ちょっと怖くなりますね。

しかし、安心してください。優秀な人間のカラダは、肝臓と腎臓のデトックス機能が働いて有害物質を外に排出しています。また、ミネラル類が持つ拮抗《きっこう》作用の働きでデトックスされています。拮抗作用とは、あるミネラルが存在することで、他のミネラルの吸収、生理作用、有害な作用が抑制されるメカニズムのこと。マグロやメカジキなどに含まれる水銀は、食物から摂取した亜鉛やセレンの拮抗作用で排泄されているのです。亜鉛とセレンの両方が比較的豊富な食品は、玄米、精白米、鶏レバー、アーモンドなどがあります。

毎食、主食のごはんをしっかりとっている方は、知らないうちにデトックスしていたのです。ダイエットのためにごはんをまったく食べず、ビールとお刺身で食事をすませることがこれまで多かった方は、今から注意しましょう。

善は急げ、です。そして〝膳〟はゆっくりよくかんで食べましょう。

ファストフードをよく食べる人は、ときどき貝を食べて亜鉛を補う

ファストフードは手軽に食べられるため、時間のないときなどは大変便利です。しかし、食事をいつもファストフードですませていると、ちょっと心配なことが……。

心当たりのある方、最近、味覚に変化を感じたりしていないでしょうか？　もしかすると、カラダの中の亜鉛が不足しているかもしれません。

ファストフード、インスタント食品、加工食品を長期間にわたり頻繁に利用していると、食品添加物の影響で亜鉛の吸収率が落ち、亜鉛不足になっている可能性があります。

亜鉛はすべての細胞にあり、それぞれの細胞でさまざまな働きをしています。

たとえば、舌で味を感知する味細胞の集まりの味蕾機能に関与したり、体内の

酵素やインスリンなどのホルモンの構成成分となって分泌などに関わっていたり、たんぱく質や核酸の合成に働いていたりと、さまざまな作用があります。

亜鉛が不足すると、特に新陳代謝の活発な細胞が一番打撃を受けやすくなるため、味細胞に障害が起きて味覚障害になったり、傷の治りが遅くなったりします。ある報告によると、肉体的、精神的に強いストレスがかかると、それが原因で合成されるたんぱく質があるそうです。このたんぱく質は、亜鉛と結合しやすいため、ストレスがかかると亜鉛の消費が高まります。

忙しくストレスフルに働く社会人にとって、亜鉛はいろいろな場面で消費されているのです。それゆえ、食事からの十分な亜鉛の補給が必要です。

亜鉛の補給食品として、おすすめは貝類です。貝類はミネラル類を吸収しやすい特長があるため、ほかの食品にくらべて亜鉛が多く含まれています。もっとも代表的なのはカキです。

貝料理には、カキフライ、アサリのワイン蒸し、ホッキごはん、アワビのステーキ、シジミのみそ汁など、いろいろありますね。

普段からファストフード、インスタント食品、加工食品をよく利用している方は、ときどき貝類を食べて亜鉛を補給しましょう。

貝のほかに、牛肉、レバー、卵などの動物性食品や玄米にも、亜鉛が豊富に含まれています。

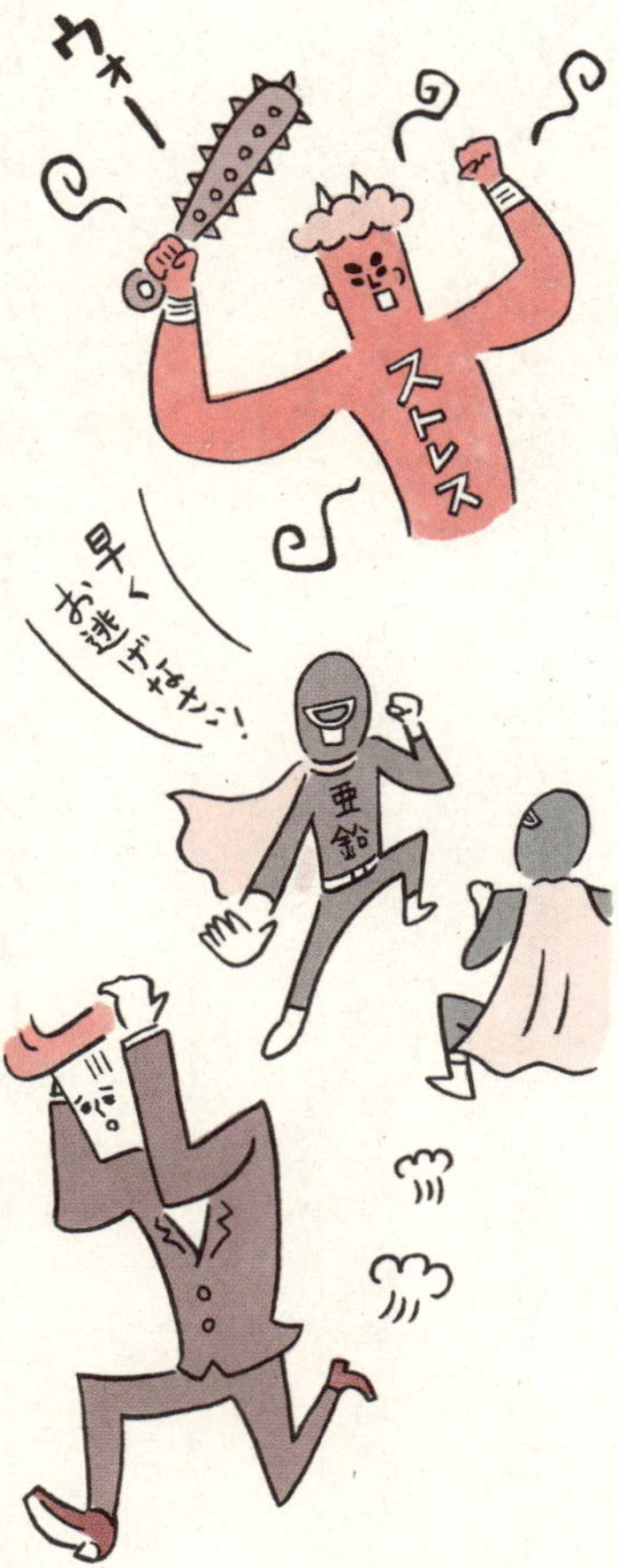

小松菜とサケのクリームシチューが、カルシウム不足を解決

カラダの中に、カルシウムがどれくらいあるかご存じですか。

体内に約1kgのカルシウムがあります。99％は骨、約1％は細胞内、約0・1％は血液中に含まれています。

血液中のカルシウム濃度は常に一定に保たれています。これはビタミンDやホルモンによって調整されているのです。

カルシウムが豊富な食品には、牛乳や乳製品、小魚、大豆製品、緑黄色野菜、海藻類などがあります。

食事からのカルシウムの供給に不足が出ると、血液中のカルシウム濃度が低下していきます。

そうなると、濃度を一定に保つために、カラダはカルシウムを大量に貯蔵して

いる骨から供給をするようになります。

この供給状態が長く続くと、骨がスカスカになって骨粗鬆症になり、骨折しやすくなるのです。

そこで、普段の食事からまめにカルシウムを補給するのが予防策になります。

しかし、カルシウムは一度に大量にとっても単独では吸収されにくいため、吸収効率アップに必要な栄養素を同時にとらなければいけません。

効率アップの栄養素は、ビタミンD、CPP（カゼインホスホペプチド）、たんぱく質です。

ビタミンDは魚類（サケなど）に多く、CPPは牛乳・乳製品に含まれます。たんぱく質は、肉類、魚類、卵類、大豆・大豆製品、牛乳・乳製品に多く含まれています。

カルシウムの補給をしたいときは、これらの栄養素を豊富に含む食品と組み合わせることで効率よく摂取することができます。

特に牛乳を使うのは、おすすめです。牛乳は、カルシウムもCPPもたんぱく質も豊富だからです。

これにカルシウムが豊富な小松菜とビタミンDとたんぱく質が豊富なサケを組み合わせて、シチューを作ってみるのはいかがでしょうか。

牛乳が苦手な方は、スキムミルク（脱脂粉乳）を利用してみましょう。スキムミルクを隠し味程度に、毎食、料理に入れればカルシウムを簡単に補給できます。

たとえば、みそ汁やスープなどの汁物、たれやソースに入れてみましょう。味がマイルドになり、塩分が少なくてもおいしく食べることができます。

肉に対して野菜や海藻を2倍食べる、それが結石予防の鉄則

かつて食べ物は、ミネラル類のバランスにより酸性食品、アルカリ性食品と捉える考え方がありました。肉類は、リン、塩素、硫黄が多いので酸性食品、野菜はカリウム、ナトリウム、カルシウム、マグネシウムが多いのでアルカリ性食品と呼んでいましたが、根拠が否定され、いまはいわれなくなりました。

しかし、尿を酸性、アルカリ性に傾かせる食品という考え方はあります。尿は、消化吸収された食べ物の最終処理物です。そのため食べた物によって酸性になったりアルカリ性になったりします。

尿の中には、結石のもとである尿酸が含まれています。尿が酸性になると結石が作られやすくなるのです。逆に尿がアルカリ性に傾くと尿酸が溶けやすくなり、尿と共に排出されるため結石が作られにくくなります。

尿をアルカリ性に傾かせるのは、野菜類、海藻類、キノコ類、大豆類、イモ類、フルーツ類があります。尿を酸性に傾かせるのは、肉類、魚介類、穀物類です。肉が大好きな方は、食べるときに同時に野菜、キノコ、海藻をとって帳尻を合わせ、結石予防をしましょう。

焼肉を食べるときは、一度に大量に焼かず、ちょっとずつゆっくり焼くことをおすすめします。そして、焼き上がるまでに、野菜、キノコ、海藻などのサラダやスープをたっぷりとります。

野菜、キノコ、海藻などは、肉の2倍程度を目安に食べてください。尿をアルカリ性にするのと同時に満腹感も得られて、肉の食べすぎ防止につながります。

1食当たりの野菜類の適量は120g以上。肉類の適量は赤身の部分で50～100g程度です。

肉の摂取量が、ついつい油断すると適量を超える方は、尿を酸性に傾かせていることを自覚してください。

第3章

太る食べ方、太らない食べ方

どんなに食べても、太りにくい時間帯がある！

私たちのカラダの中には、「体内時計」と呼ばれるカラダのリズムを刻む時計があります。生活習慣病の予防や健康維持のために、この体内時計のリズムを利用して、食事をとる時間やどう食事をとるかなどを研究する学問として生まれたのが「時間栄養学」です。

その時間栄養学の最近の研究成果によって、食べても太りにくい時間帯があることがわかってきました。

体内時計は、1日24・5時間のサイクルを刻み、体内へ脂肪をため込んだり、たまりにくくしたりしています。

また、睡眠、血圧、体温、ホルモン分泌などのカラダの重要な生理機能もコントロールしています。

この体内時計のリズムが乱れると、代謝機能が低下し、肥満の原因を作るのではないかと考えられています。

体内時計のサイクルを考えると、どんなに食べても太らない時間帯は起床後12時間以内です。

そして体内時計は1日ごとにリセット可能なため、毎日やり直しがききます。ただし、この効果的な時間を利用して成果を出すには、約束事が2つあります。

まず1つ目は、起床後、朝食を食べること。

朝食を食べることで体内時計が1日のリズムを刻みはじめます。朝食を食べないとカラダがリセットされないため、脂肪をため込みやすくなります。

朝、時間がなくて朝食を食べられなかったり、前日の夕食が遅いためにお腹がすいていないという理由で、昼食までお菓子をつまんで空腹感をしのいでいる方は、生活スタイルを見直しましょう。朝食を食べることで体温も上がり、代謝もアップします。

2つ目は、起床後12時間以内に朝食、昼食、夕食をすませることです。

起床後12時間が経過すると、体内時計の働きで食事したものが脂肪としてカラダに蓄えられやすくなります。

起床後12時間以内という限られた時間帯に、3食の食事を終えられるように生活をしましょう。1日3食、大体同じ時間に食事ができるようなリズム作りが大切です。

この2つの約束事を守って生活をすれば、多少食べすぎても体内時計の刻むリズムのおかげで太りにくいカラダになっていきます。

帰宅が遅い人は夕食を2回に分け、炭水化物を夕方に食べる

前項で、人間のカラダに組み込まれている体内時計のメカニズムにより、起床後12時間以内に朝食、昼食、夕食の3食をすませれば、多少食べすぎても太りにくい、ということをお話ししました。

でも、「そんなの絶対無理」という人もいるでしょう。朝7時に朝食を食べていたら、夕食は夜7時に食べ終えなければならないのですから、働いている人にとっては難しいことかもしれません。

そんな人には、夕食を2回に分けることを提案します。

まず主食に当たる炭水化物を12時間以内に食べて、おかずは仕事が終わってからゆっくりと食べるのです。

先に炭水化物を食べる理由は、食事の中で、もっとも脂肪に変わりやすいから

です。

これを太りにくい起床後12時間以内に食べてしまいます。

そして仕事を終えてからおかずに当たるものを食べますが、そのときにおかずの種類や量に気を配りましょう。

低カロリーで消化のよいものを選び、食事量は腹七分目ぐらいに抑えます。主食を先に食べているため、食べすぎないよう自己コントロールが可能なはずです。

1回目の夕食でのおすすめメニューは、おにぎり、サンドイッチ、肉まん、食パン、フランスパンなど。会社で仕出し弁当を昼食に食べている方は、ごはんの一部でおにぎりを作っておくのも簡便な方法です。

2回目の夕食は、ノンオイルのツナ缶やささみ缶、煮魚、豚しゃぶ、豆腐料理、野菜の煮物、温野菜サラダ、茶わん蒸し、野菜スープ、牛乳、豆乳など。調理法は、煮たり、焼いたり、蒸したりと、油を使わないものがベターです。

これからは、1日4食、夕食を2回に分けて食べるのが、できるビジネスマン、ビジネスウーマンのライフスタイルになるかもしれません。

「野菜から食べれば太らない」には根拠がない

最近、栄養指導に来られる患者様から、太らないように「野菜から先に食べるようにしています」とたびたびお聞きします。

私にとって「野菜から食べれば太らない」は、おまじないや呪文のようにしか聞こえないのです。実は、野菜から先に食べても、条件しだいでは効果はありません。

野菜を先に食べるメリットは、過食の予防と、血糖値の急激な上昇を抑えることです。このメリットの恩恵を受ける人は、確かにいらっしゃいます。

まず、血糖値が高い方や糖尿病の方などです。食事内容、食事量をコントロールしなければいけませんので、限られた食事条件の中で、野菜から先に食べることで得られる満足感は、検査値の改善につながっていきます。

次に、それまで野菜を食べる習慣があまりなかった人です。野菜から食べれば太らないという食事療法に興味を示し、食事の中の野菜の位置づけを考え直すきっかけになることでしょう。やせるために必然的に野菜料理を食べるようになります。

しかし、冷静に考えてみてください。食物は口から入り、食道、胃へと送られます。

胃では、消化液を分泌して食べたものを消化します。炭水化物を多く含んだ食品は胃の中に約2~3時間、たんぱく質を多く含んだ食品は約3~4時間、脂肪を多く含んだ食品は約4~5時間くらいとどまっています。

こんなに長い時間、胃の中に食べ物があるのなら、野菜から先に食べても、ごはんから食べても変わらないのです。

満腹中枢は食べてから20分くらいたたないと満腹感を感じません。スタートの野菜から最後のごはんまで胃に到達する時間差は、わずか20分です。早食いの方なら野菜からごはんまで20分もかからないはずです。しかも食べる速度が速いので、20分までの間にたくさんの量が食べられます。

「野菜から食べれば太らない」は、とくに早食いで食事量が多い方には、効果のない食事療法といえます。

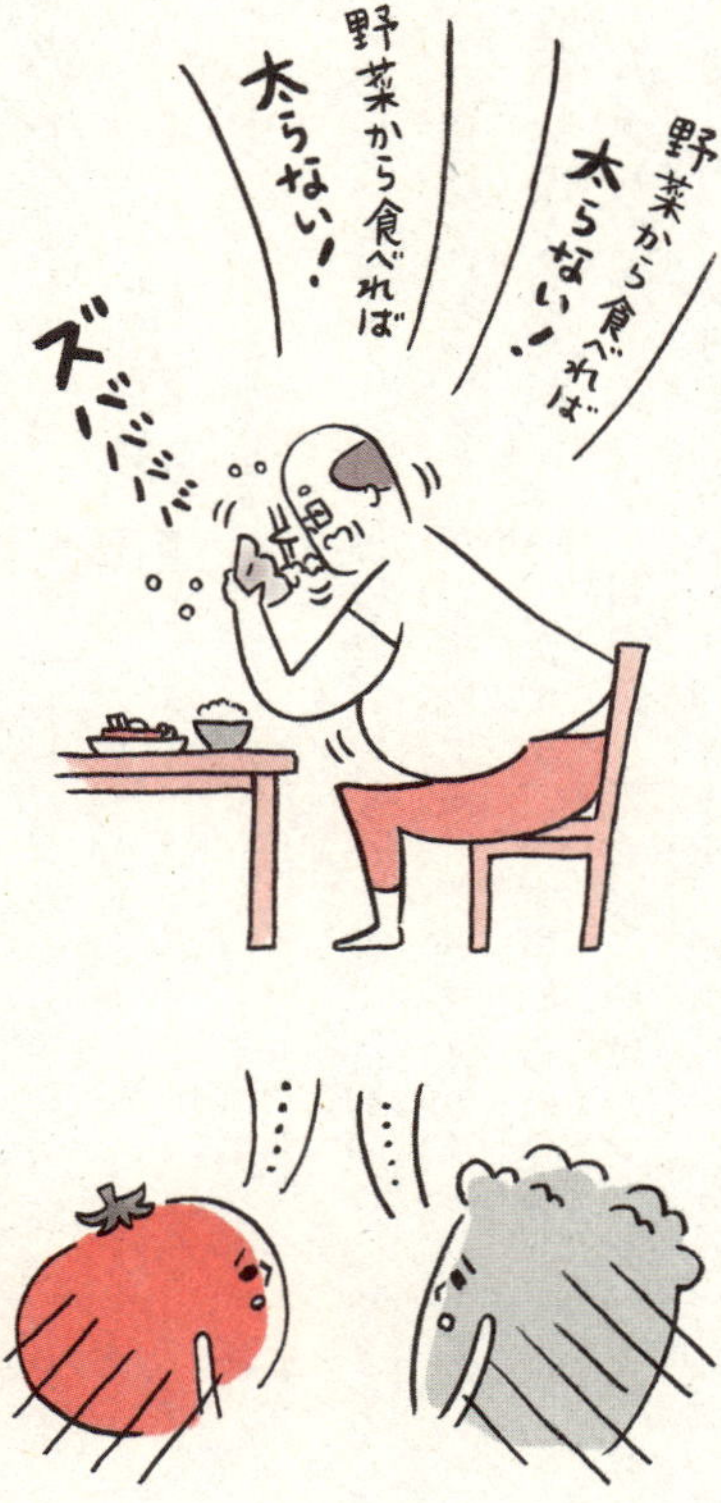

やせるための「そばランチ」で、太ってしまうのはなぜか

お昼にダイエットの名目でそばを召し上がっている方、目的通りにやせてきましたか？　仮にやせたとして、それが1年以上続いていますか？

そばにご自身の健康をゆだねてはいけません。必ず裏切られます。心得て食べるのであれば、まったく問題ありません。そばがダイエットによいと勘違いしていると、やせるどころか太ってきます。理由は大きく分けて2つあります。

1つ目は、食べ方が自己流になっていることです。たとえば、カロリー制限をした努力の見返りとして、夕食が食べたいだけ食べるご馳走タイムになっていたり、1日で摂取カロリーの帳尻合わせをしていたり、昼食での摂取カロリーが少ないため間食をしてもよいと自己判断していたりします。これでは、いくらそば

でカロリー制限をしてもやせていきません。

夕食で食事量が急に増える、つまり、1食分当たりの摂取カロリーが過剰になる、そして体重が増えるという構図になっているはずです。

2つ目の理由は、そばだけという単品に近い料理のため栄養バランスに偏りがみられ、その結果、エネルギー代謝がうまくいかなくなるからです。

そばは、ほかの穀類にくらべて必須アミノ酸のリジンが多く、栄養的に価値ある食品です。またそばに含まれるルチン（ビタミンPの一種）は、ビタミンCを活性化して毛細血管壁を強くし、動脈硬化予防や血液循環をよくするため、高血圧予防によいとされています。しかし、ほかの栄養素がほとんどないのです。

カラダに必要な栄養素は50～60といわれています。この栄養素を1日の3食で摂取するのが理想です。つまり3食の中で、いろいろな食品を少しずつとらないと、カラダに必要な栄養素が足りなくなって太りやすくなるのです。

たとえば、かけそばですと、ビタミンA、ビタミンD、ビタミンK、ビタミンB_{12}、ビタミンCがほとんど入っていないので、代謝がうまく進みません。

せっかくビタミンCを活性化するルチンが入っているのに、効果が発揮できないのです。こんなにもったいないことはありません。

栄養的にも、少し腹持ちをよくさせるためにも、天ぷらそばや鴨南蛮そば、カレー南蛮そばなど、具が数種類入っていて上から見たときに麺が見えないものがおすすめです。

そばで炭水化物が摂取できて、鴨肉、鶏肉、豚肉、卵、エビなどでたんぱく質がとれます。ネギや青菜などの野菜で、ビタミン類、ミネラル類、食物繊維がとれます。

組み合わせることで栄養素が増えて、バランスもエネルギー代謝もよくなります。しかも食事量が増えることで満足感があるので、間食の誘惑にも勝てそうです。

グレープフルーツの香りをかぐだけで、脂肪が燃焼する！

グレープフルーツのあのみずみずしい爽快感あふれる香り、朝にかぐだけでダイエットに効果があることがわかってきました。

ダイエット成功へのカギは気軽に続けられること、香りをかぐだけでダイエットができたら、こんなに楽なことはないですね。

『病気にならないための時間医学』（大塚邦明著／ミシマ社）によると、「グレープフルーツの香りは、脂肪組織に分布する交感神経にも働きかけ、興奮させ、その活動を高めます。その結果、体温は上昇し、からだが温まります。脂肪の分解が亢進し、体重が減少します」とのことです。

交感神経の働きが活発になると、中性脂肪を燃焼させるたんぱく質の産生《さんせい》を高め、活性化させます。

そのたんぱく質は、褐色脂肪細胞というところにあり、運動をしなくても脂肪をエネルギーに変えることができる働きを持っています。

しかし、成人のカラダの中では、首筋と背中にごく少量しか存在しておらず、その量も個人差が大きいようです。

交感神経を活発にするグレープフルーツの香り成分である「リモネン」は、オレンジやミカンなどの柑橘類にも含まれています。

これらの柑橘類の香りを朝にかぐことで交感神経の働きを活発にさせ、体内時計を休息モードから活動モードに切り替えることができます。

朝食時に柑橘類の香りをたっぷりと楽しみながら味わって、太りにくいカラダを作っていきましょう。

柑橘類は、ほかにもビタミンC、ビタミンP、クエン酸、ペクチンなど脂肪燃焼に関与する栄養素が豊富です。

たとえば、ビタミンCは脂肪の燃焼に必要な「カルニチン」という物質の原料となっています。そしてビタミンPはビタミンCの吸収を高める働きがあります。

また、酸味のもとであるクエン酸はエネルギー代謝を活発にします。食物繊維のペクチンは、コレステロールや中性脂肪を吸着して排泄する働きがあります。フルーツの適量は1日200g程度。グレープフルーツなら約1個、ミカンなら約2個、オレンジなら約1・5個です。各々に相当するカロリーは、すべて約80kcalで、1日の適正量です。

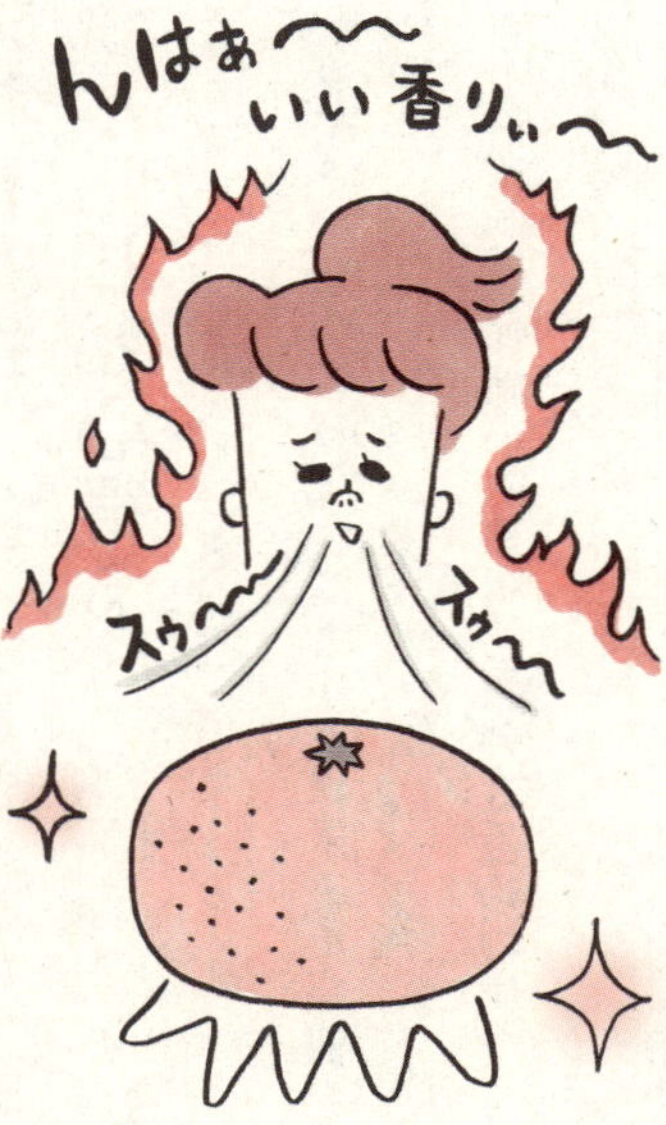

ヘルシーなオリーブオイルも、カロリーはほかの油と同じと心得る

最近、栄養指導に来られる患者様で、カラダのためにオリーブオイルを使っているという方がとても多いです。

油は、飽和脂肪酸、一価不飽和脂肪酸、多価不飽和脂肪酸の3種類の中で、どの脂肪酸が多いかで効能が決まります。

オリーブオイルは、100g中、飽和脂肪酸が13・29g、一価不飽和脂肪酸が74・04g、多価不飽和脂肪酸が7・24g含まれています。

飽和脂肪酸は、コレステロールを上げる働きがあります。一価不飽和脂肪酸や多価不飽和脂肪酸は、コレステロールを下げる働きがあります。

オリーブオイルは、コレステロールを下げる一価不飽和脂肪酸量が多いため、カラダによい油といわれています。最近の栄養指導でも「脂（コレステロール、

中性脂肪）は、油（オリーブオイルなど植物油）で落とす」というセオリーが確立されつつあり、オリーブオイルは注目されている油なのです。

しかし、気をつけてほしいのは、オリーブオイルも油であること。

カラダによいオリーブオイルでも、1g当たりのエネルギー量は約9kcalもあります。1日の適量は大さじ1～2杯程度です。大さじ1杯13gとして約120kcalあります。大さじ5杯で約600kcal。これは1食分に相当するカロリーです。

オリーブオイルは、少なからず飽和脂肪酸も入っています。実はとればとるほど、コレステロールを上げる飽和脂肪酸の摂取量も増えていきます。

適量を超えれば、オリーブオイルのすばらしい効能は弱まり、逆にカロリーが増えていきます。その結果、コレステロールを上げてしまう悲しい結末になりかねません。

このように、よい油だと思っていたのに実は……と裏切られてしまうのです。

繰り返しますが、健康維持のためには1日大さじ1～2杯までです。

冷えた食事は食べすぎる、温かい食事は早く満腹感を得られる

残業で帰宅が遅くなり、調理をする気力も電子レンジで温めることさえも億劫になるときがあります。

そういうときは、コンビニエンスストアで、そのまま食べられるおにぎりや野菜サラダ、おひたし、ゆで卵、缶ビールなどを買ってご自宅で食事をする方もいらっしゃるでしょう。買ったものは、すべて冷たい食品ばかりです。

帰宅後、まずは即効、缶ビールをあけます。のどの冷たい感覚を楽しみながらゴクゴク飲み干します。アルコールがほどよく胃酸の分泌を活発にして消化能力を高める準備をしてくれます。そして、2缶めのビールをあけながら、おひたしや野菜サラダ、ゆで卵を食べていきます。空腹も手伝って、食べる速さは1日の中で一番です。そして、最後におにぎりです。

しかし、まだ余力があります。買い置きのミックスナッツや柿のたねを食べはじめ、食べるほどに食欲は加速。ついには防災用の缶詰にまで手が伸びて……。

このように冷たい食品ばかりの食事は、満足感を味わうことなく、長い時間ダラダラと食べ続ける危険性をはらんでいます。

逆に温かい食事はどうでしょうか。温かいものは、まず一気に口に入れて飲み込むことが難しいですね。そのため、ひと口、ふた口とちょっとずつ食べざるを得ないので時間がかかります。その結果、ゆっくり食べることにつながります。つまり、少量で満足感が味わえるようになります。またカラダの体温が上がり、代謝も活発になります。

アルコールも同じことがいえます。お湯割りは、口に含んだ瞬間、甘みと香りが口の中で広がって、飲み込むまでに多少時間がかかります。サワーはどうでしょうか。すっきり爽やかでグビグビ飲んでいけます。

食事も飲酒も温かいものをとり入れながら、食べるスピードを落として食事量や飲酒量を調整しましょう。いつもより少ない量で満腹感が得られます。

なぜ「朝食を抜くと太る」のか。この常識の本当のメカニズム

　年末年始、ゴールデンウィーク、夏休み、冬休みなど長期間の休みが続くと、どうしても夜型の生活になり、昼夜逆転になったことはないでしょうか。

　そういった仮の生活スタイルを本来のスタイルに戻すのは、大変苦労しますね。なかなか起きられずにぎりぎりまで寝てしまい、あわてて会社へ行くという空しい朝を迎えてしまいがちです。しかも寝る時間が遅いため睡眠不足の状態で食欲もなく、朝食を食べる気にもなりません。

　こんなことを毎日繰り返していると、カラダは体脂肪をため込みやすくなります。人間のカラダは、睡眠中はエネルギーをなるべく使わないように節約モードに入っています。起きてから何も食べないで昼まで過ごすと、午前中に体温が上がりません。

また脳のエネルギー源である血糖も低下したままです。食事からこの血糖をとることができなくなると、肝臓のグリコーゲンを使います。これもなくなると、だんだん筋肉のたんぱく質が使われるようになり、その結果、筋肉が減少して基礎代謝量が低下していくのです。

また、食事誘導熱産生といって、食事を消化するのに使われるエネルギー量の低下も、体脂肪がたまりやすくなります。

1日3食の人は、2食の人よりも、食事をして消化に使うエネルギー消費が多くなります。1日の食事回数が減ることにより、同じエネルギー摂取量でも回数によって太りやすくなるのです。

ほかに、睡眠不足による眠気から朝食を欠食し、昼食以降、食欲にセーブが利かなくなって食事量が増えて脂肪をため込みやすくなることもあります。

睡眠不足は、食欲に関するホルモンのバランスを乱します。夜遅い就寝のため睡眠時間が短くなると、食欲に関する2種類のホルモン、「レプチン」と「グレリン」のバランスが崩れます。

レプチンは、脂肪細胞から分泌され、満腹中枢を刺激して食欲を抑えるホルモンです。グレリンは、お腹が空いたときに胃から分泌される食欲促進ホルモンです。この2種類のホルモンは拮抗作用といって、一方が増えると、もう一方が減るという働きをします。睡眠不足になるとグレリンの働きが優位となり、いくら食べても満腹感が得られず、食べすぎてしまう傾向となります。しかもグレリンは、カラダの脂肪組織へ脂肪を蓄積させる働きもあるので要注意です。

毎日、十分な睡眠時間を確保し、すっきり目が覚めた状態で朝食を食べる生活習慣を身につけ、レプチンとグレリンの働きを正常化して脂肪をため込みにくいカラダになりましょう。

いくら運動をしてもやせないのは、食事のタイミングに原因が

運動をしたあとに食事をするのがいいのか、食事をしたあとに運動をするのがいいのか……。運動と食事の関係は、体型が気になる現代人の永遠のテーマです。運動を継続的に行って筋肉が増えれば基礎代謝量がアップし、太りにくいカラダを作ることができます。

『食と栄養　常識の落とし穴』（加藤秀夫著／祥伝社）には、「タンパク質は、運動後すぐに食事をとることで効率的に筋肉に変化します。少なくとも運動後2時間以内にタンパク質がたっぷり含まれた食事をとれば、筋肉の合成が促進するのです」という記述があります。

運動直後は、たんぱく質ばかりでなく、筋肉のエネルギー源であるグリコーゲンも枯渇したり、汗によってミネラルが失われていたりするため、糖質やミネラ

ルの補給も大切です。マラソン大会に参加すると、ゴールの後に水ではなくスポーツドリンクが支給されることがありますが、これは理にかなっているのです。

先ほどの加藤秀夫先生の実験報告によると、「トレーニングをひたすら頑張っても、食事のタイミングを間違えてはトレーニングの効果が半減するばかりか、余った栄養が脂肪に変わってしまう恐れがある」とのことです。

確かに、運動直後のエネルギーが枯渇した状態ですぐに食事をしないと、カラダは飢餓状態を起こしてしまう可能性があります。

しかも運動後しばらくしてからの食事が、夜であれば、脂肪をため込みやすい時間帯に突入しているため、ますますカラダは筋肉の合成に働くのではなく、脂肪の合成に働いてしまいます。運動をいくら頑張っても食事の時間を間違えてしまっては、やせるどころか太ってしまうのです。

運動後は少なくとも2時間以内に炭水化物、たんぱく質、脂質、ビタミン類、ミネラル類、食物繊維、ファイトケミカルを含んだ食事をするのが理想です。

たとえば、雑穀ごはん、豚肉の野菜巻き、具だくさんのみそ汁、酢の物、おひたしなどの主食、主菜、副菜、副々菜、汁物といった一汁三菜スタイルの構成にしましょう。簡単に炭水化物、たんぱく質、脂質、ビタミン類、ミネラル類が摂取できます。

運動をすると筋肉組織がダメージを受けます。筋肉の回復のためにも、肉や魚などの良質のたんぱく質をしっかりとることがとても大事です。疲労物質の乳酸を代謝させるのにも、運動直後の食事バランスはとても重要になってきます。

運動をするときは、運動後の食事開始時間と何を食べるかを計画してから行いましょう。そうすれば効率よく筋肉が増えて基礎代謝量がアップし、ひいては太りにくいカラダになります。

ハンバーガーとシェイクは、肥満一直線の食べ合わせ

ハンバーガーを食べるときにシェイクを飲む人、ドーナツを食べるときにフルーツジュースを飲む人——本能のおもむくままに糖質の多い食品と脂質の多い食品を組み合わせて食べる人は、目を覚ましてください。太るいっぽうですよ。

私も、ハンバーガーとシェイクの組み合わせがおいしいのはわかっています。

しかし、ハンバーガーとシェイクのカロリー計算をすると、びっくりします。

ハンバーガーもシェイクも種類によって異なりますが、カロリーが低い組み合わせでも大体500kcal、高い組み合わせになると900kcalもあります。

全体のカロリーの中で脂質の占める割合は、30%をはるかに超えています。理想の割合は全カロリーの20~30%ですので、明らかに栄養バランスが悪いです。

ほかにもチャーハンとラーメン、パスタとパンなど、糖質と脂質の多い食品ど

うしの組み合わせ、うどんとおにぎりなど糖質の多い食品どうしの組み合わせも、糖質や脂質の占める割合が高くなり、栄養バランスが悪くなります。しかも、どれも主食どうしの組み合わせになっているためよくありません。

カラダは、食事から炭水化物、たんぱく質、脂質、ビタミン、ミネラルの栄養素をバランスよくとることで健康が維持できています。

そうはいっても、毎日、毎食、自分が食べたもの、すべての栄養バランスを数値化することは不可能に近いでしょう。

そこで、簡単に栄養バランスがとれる方法をご紹介します。

それには主食、主菜、副菜に当たるものを1種類ずつ選ぶことです。食事をするときに、主食に当たるもの、主菜に当たるもの、副菜に当たるものをそれぞれ何にするかを考えれば、簡単に栄養バランスが整います。糖質が多いものや脂質の多いものを選ぶときは、どちらか1種類だけにします。

お腹にたまる糖質の多い料理ばかり食べる人、こってり系の脂質の多い料理ばかり食べる人、今日から栄養バランスを意識して、食べるものを選びましょう。

第4章

病気になる食べ方、病気にならない食べ方

マーガリンが動脈硬化を引き起こす要因に！

私が大学で栄養学を学んでいた頃、マーガリンはとてもカラダによい植物性の油であると学びました。バターなど動物由来のものは、飽和脂肪酸が含まれているため心臓病に悪い、逆に植物由来の不飽和脂肪酸が含まれているマーガリンはコレステロールを下げるという理由からでした。

テレビのコマーシャルでも食卓でマーガリンをたっぷりパンにつけて、おいしそうに頬張る子供のシーンが印象に残っています。

卒業後、某メーカーに就職しました。その会社はマーガリンも扱っており、地方にマーガリン工場を持っていました。私は新入社員研修として1週間ほどそちらへ滞在して、マーガリンの製造工程を勉強しました。

マーガリン工場では、毎日毎朝、できたてのマーガリンの色、味、粘性などの品質をみるために試食をしていました。できたては風味も豊かで、何の疑いもなくおいしく味わった懐かしい思い出があります。研修後は、毎朝、工場で働いている方々を思い出しながらマーガリンをパンにいっぱいつけて、売上やカラダに貢献していました。

のちに、コペルニクス的転回になることも知らずに……。

最近になって、マーガリンなどの多くの加工食品に含まれている脂肪酸は、悪玉コレステロールであるLDLコレステロールを上昇させて、善玉コレステロールであるHDLコレステロールを下げる働きがあるため、動脈硬化を促進する可能性が高いといわれるようになりました。

そして今やマーガリンは、健康維持の面で疑問視されるまでに。それまで、バターは動物由来の脂肪のため人気がなかったのに、現在では立場が逆転しています。

マーガリンの原料である植物油は室温では液体です。オリーブオイル、サラダオイルを見てもおわかりだと思います。これに水素を添加して化学構造を変化させて作ったのがマーガリンです。この過程で作られるトランス脂肪酸が、飽和脂肪酸よりもカラダに悪いことがわかったのです。

日本は、トランス脂肪酸を含む食品の摂取量が少ないせいか規制はありませんが、ヨーロッパではマーガリンを作る際にトランス脂肪酸を減らすようにしたり、アメリカではトランス脂肪酸含有量が義務表示項目となっています。

今現在、オリーブオイルが健康によい油として大人気です。私はこの状況を思うたびに、某メーカー勤務だった頃を思い出し、複雑な気持ちになるのです。栄養情報は、日進月歩であることを忘れないでください。昨日までカラダによいといわれる食品でも、今日になって、そうではなかったということも起こりうるのです。

ごはんを食べないと、カラダは血液を作れない

主食のごはんを3食とも抜いている方、毎食、野菜ばかり食べている方、極端に食べる量を減らしている方——最近、疲れやすかったり、なんとなく調子が悪くなったりしていませんか。

もしかすると、貧血になっているかもしれません。

偏食が続いて栄養不足になったり、エネルギー不足になったりすると、貧血になる可能性が高くなります。

貧血予防には、鉄をはじめあらゆる栄養素の摂取が必要です。そして忘れてはいけないのが、エネルギーの補給源である炭水化物です。

赤血球を作るためにはビタミンB_{12}や葉酸、ヘモグロビンを作るためには鉄やビタミンB_6、ほかに鉄の吸収を助けたり利用しやすくするためにはビタミンCや銅

が必要です。

しかしこれらの栄養素がうまく働くためには、エネルギーが必要です。エネルギーはブドウ糖から作られます。

ごはんなどの穀類に多く含まれる炭水化物は、カラダの中で代謝されてブドウ糖となり、エネルギーへと変わります。

また、ブドウ糖は、カラダの中でグリコーゲンという物質になって肝臓や筋肉の組織に蓄えられ、必要に応じてブドウ糖となりエネルギーや血糖値の維持に使われています。血液成分の赤血球や脳・神経の細胞は、エネルギー源としてブドウ糖を使っています。

ブトウ糖は、必要に応じてアミノ酸にも変わります。アミノ酸は、赤血球、白血球などの血液成分を作るたんぱく質の構成成分です。

ブドウ糖は、こんなにも血液に対して関与しているのです。

ご存じの通り、ブドウ糖は余剰になれば脂肪となって脂肪組織へ蓄えられます。しかし、脂肪もまたカラダの中で必要に応じてエネルギー源になっています。カラダの多くの臓器は、脂肪とブドウ糖の両方をエネルギー源として使っています。

糖質が多く含まれるという理由だけで極端に炭水化物を抜くと、貧血の原因を作りかねません。

血液は、食事からとる栄養素を原料として作られています。そしてエネルギー源として炭水化物も関与していることを忘れないでください。

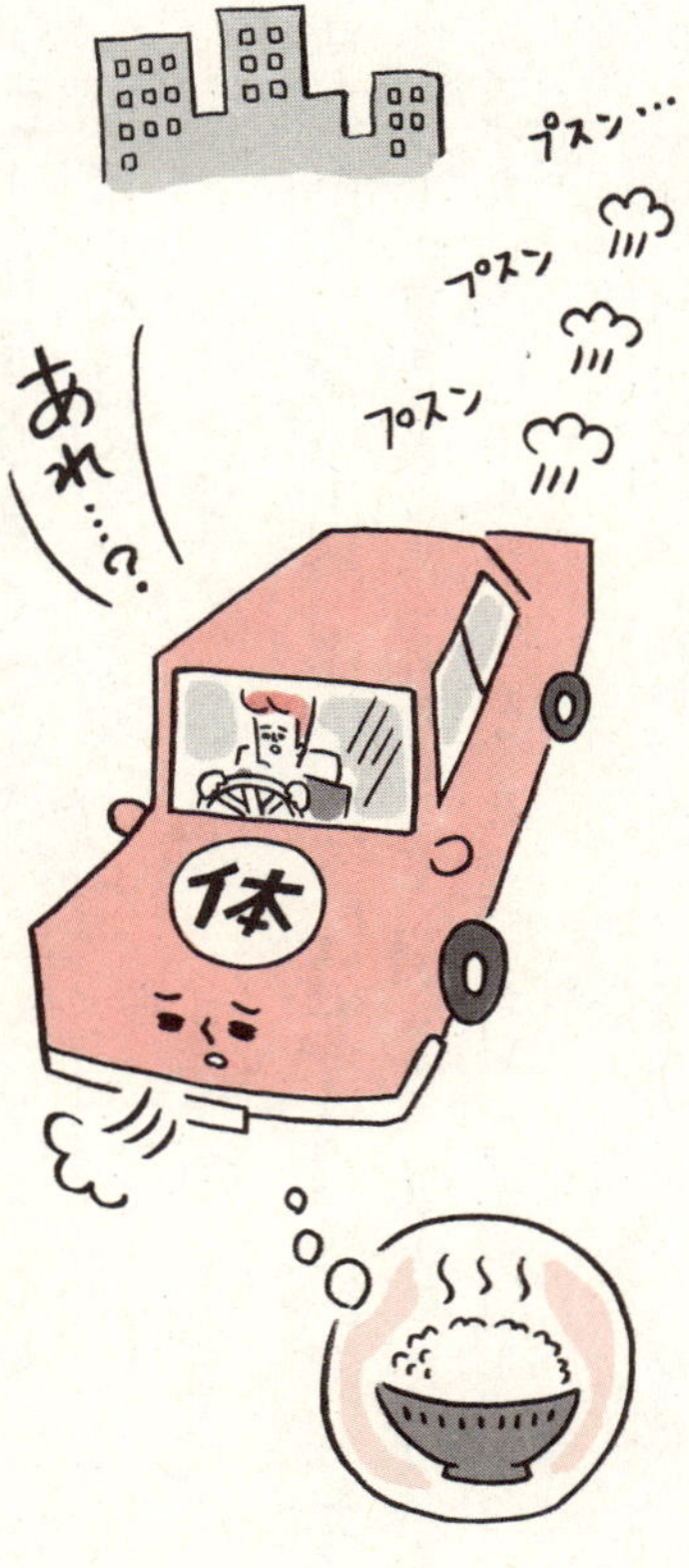

コレステロール値が高くても、タコ、イカ、エビは食べてもOK

コレステロールの高い食品の中に、タコ、イカ、エビがあります。コレステロール値を下げたい方が栄養指導に来られると、「タコ、イカ、エビは、とても好きなのだけれど、コレステロール値が上がるから控えている」とお話しされる方がときどきいらっしゃいます。

体内のコレステロールの約80％は肝臓で合成され、残りの20％が食事から吸収されます。体内のコレステロール量は常に一定量に保たれていて、食事からのコレステロールの摂取量が多ければ、肝臓での合成量が少なくなるのです。

食品のコレステロール含有量をみると、100g中真ダコは150㎎、スルメイカは250㎎、大正エビは160㎎。この数字だけを見ると、確かにコレステロールが高い食品といえるでしょう。ちなみにオリーブオイルは、コレステロール0㎎です。

しかし、タコ、イカ、エビには、血中のコレステロールを低下させて、動脈硬化を予防するアミノ酸の一種であるタウリンが、コレステロール量に負けないぐらい豊富に含まれています。加えて、コレステロールを下げる多価不飽和脂肪酸も含まれているのです。

タウリンは水に溶けやすい性質があるため、なるべく新鮮なものを食べることで、より多く摂取できます。

しかし、仕事などで帰宅が夜遅い人は、新鮮な魚介類を買い求めるのはなかなか難しいでしょう。

でも、諦めないでください。そんな人には、スルメがおすすめです。

スルメの表面にみられる白い粉はタウリンなのです。スルメを食べることでコレステロール値の改善効果が期待できます。

ちなみに韓国の方はスルメをよく食べると聞きます。実際、韓国へ行くと、やせている人が多い気がするのは私だけでしょうか。

脱線してしまいましたが、タコ、イカ、エビは、タウリンをはじめカラダによい栄養成分を持っているので、これまでコレステロール含有量が高いという理由だけで食べていなかった方は認識を変えてみましょう。

コレステロール含有量が高くても、それを下げる要素が上回るだけ含まれています。安心してください。

ほかにタウリンが多い食品として、カキ、ホタテ、ハマグリ、アサリなどもおすすめです。

さぁ、今日から、タコ、イカ、エビは解禁です。コレステロール値改善のためにも、食事の中に積極的にとり入れましょう。

原因は肉だけじゃない。コレステロール値を上げる意外な食べ物

女性の方に多いのですが、「お肉はあまり食べないのに、コレステロールが高いのです」と相談に来られる方がいらっしゃいます。

お話を聞いただけでは、すべての原因を把握することが難しいため、普段の食事を3日分、記録をつけるようにお願いします。この食事記録から、異常値の原因を見つけるのです。

冒頭の女性は、チーズ、ヨーグルト、アイスクリームなどの乳製品、チョコレートなどを頻繁に食べていました。乳製品が大好きで、プレーンヨーグルト500g（310kcal）を1日で食べていました。ほかに、牛乳200ml（138kcal）、晩酌にチーズを20g（68kcal）摂取していました。1日の適量は、乳製品全体で200g程度です。明らかに適量を超えています。

また、ミルクチョコレートは糖分が多いため、ビターチョコレートならいいだろうというご自身の判断で、1日の中で少量ですが頻回にわたって毎日ビターチョコレートを食べていました。チョコレートは、甘くなくてもコレステロールを増やす飽和脂肪酸が多く含まれています。よって、チョコレートの食べすぎもまた、コレステロール値を上げる原因を作ります。

コレステロールは、多少高くても症状がすぐに現れないため、食事を本気で改善しようと思う方は少ないようです。また先ほどのチョコレートのように、コレステロールは上げないだろうと誤った認識を持っていたりします。

コレステロール値の高値がずっと続くと気がついたときには、とても大変なことになっていることもあります。

私の知人で、お風呂上りに高脂肪のアイスクリームを毎日食べていた方がいました。

「ラクトアイスは味が薄くておいしくない、やっぱり乳脂肪分は8％以上なくちゃ」と豪語していました。そして、しばらくして動脈硬化が原因で入院することになってしまったのです。この知人は、毎日お風呂上りに食べる高脂肪アイスクリームが、ご自身のカラダに悪い結果を招くという知識がなかったために、危機感がまったくありませんでした。

普段から肉を控えていてもコレステロール値が改善されない方は、思わぬ食品がコレステロール値を上げてしまっているかもしれません。

熱帯植物由来の食品も注意が必要です。たとえば、ココナッツオイルやココナッツミルクも、コレステロール値を上げる飽和脂肪酸が多く含まれています。植物性だからといっても油断禁物です。

夕食だけは、塩分量を気にせず食べても大丈夫

最近、さまざまな自然塩が出回っています。また塩をほかの食品と組み合わせて風味づけしているものもよく見かけます。

たとえば、天ぷらを食べるときにつける抹茶塩、パスタの仕上げに使うトリュフ塩など、料理に合わせてアレンジした塩を選ぶことが、昔にくらべてご家庭でも珍しくなくなりました。

塩は単品で使うよりも、このように料理に合わせてアレンジした塩を使うことで塩分量を控えることができます。

食塩は、食欲や栄養素の消化吸収を高めてくれますが、ご存じの通り、とりすぎると高血圧症になる心配があります。

そのため、日頃からカラダのために毎食の塩分量について気を使われている方

もいらっしゃるでしょう。

そんな方に朗報です。食塩摂取と健康について、「時間栄養学」の分野で次のような研究報告があります。

血圧に関与するホルモンであるアルドステロンは、血圧を上げる作用を促進します。また、もう1つのホルモン、副腎皮質ホルモンのグルココルチコイドは、アルドステロンの反応性を高めます。2つのホルモンの血中濃度は朝が高くなるために、血圧は朝に高くなりやすくなります。

逆の見方をすれば、血中のアルドステロンが高い朝から昼にかけては食塩を制限しなければなりませんが、夕方は食塩制限をゆるめることができるのです。

たとえば朝食と昼食は、少々物足りなくても、だしのうま味などをうまく利用して薄味に仕上げます。その代わりに夕食は、多少しっかりとした味つけにして心ゆくまで食事を楽しみます。1日の中でメリハリをつけましょう。

日頃から塩分量を注意している方、今日からは夕食の塩加減は、多少ゆるめても大丈夫です。

米を水道水で炊くと、大切なビタミンが損なわれる

お米を炊くとき、水道水を使うとお米に含まれる大事な栄養素が損なわれるって、ご存じでしたか。

大事な栄養素とは、ビタミンB_1です。

ビタミンB_1は、糖質を分解してエネルギーに変わるのを助けたり、脳の働きを活発にしたり、疲労物質に関与して倦怠感や疲労感を予防したりする働きがあります。

不足すると、脚気や中枢神経障害を起こします。

ビタミンB_1は、水道水でお米を洗う段階で約60％も減少します。そして、水道水で炊飯すると、さらにビタミンB_1が分解されて減少するのです。

その理由は、水道水に含まれる塩素が、ビタミンB_1を分解するため。塩素は、

水道水に雑菌が増えないように消毒をするために必要なものです。

ちなみに、水道水の塩素を抜くには、次のような方法があります。

①沸騰させて残留塩素を揮散させる。

②日光に当てて残留塩素を分解、揮散させる。

③活性炭に通して塩素をとり除く。

①～③の方法も有効ですが、ある程度手間がかかります。簡便なのは、ミネラルウォーターを使う方法でしょうか。あるいは、無洗米をミネラルウォーターで炊く方法です。

しかし、あまり神経質にならずに、ほかのビタミンB_1の多い食品でビタミンB_1を補給するのがよいでしょう。

ビタミンB_1は、玄米、胚芽米、豚ヒレ肉、豚モモ肉、鶏レバー、豚レバー、ロースハム、ウナギのかば焼き、カツオ、大豆、絹ごし豆腐などに豊富です。

ごはんを炊くときは、白米だけで炊くのではなく、玄米、胚芽米、雑穀等を一緒に入れると、ビタミンB_1が強化されてよいでしょう。

カルシウムや鉄を多く含む食品は、夜に食べる習慣を

夕食をたくさん食べると太ってしまう——というのは経験的にわかります。

実際、消化液である唾液、胃酸、膵液《すいえき》の分泌は、夕方から夜にかけてピークを迎えます。消化液は、口から入った食べ物を小さく分解して体内で利用しやすくする働きをします。

この働きを利用して、普段は吸収しにくい栄養素を、夕方から夜にかけて積極的にとってみませんか。

胃酸は、肉や魚などのたんぱく質を消化したり、食べ物に含まれるミネラル類をイオン化して吸収しやすい形にしたりする働きがあります。

そこで、胃酸の分泌が活発な夜に、普段から吸収率の低いミネラル類を積極的にとって、体内への吸収量を増やしましょう。

吸収しにくいミネラル類は、植物由来のカルシウムや鉄が挙げられます。

栄養指導では、カルシウムや鉄が胃酸の力で吸収しやすくなるため、胃酸の分泌を高める食品である柑橘類、梅干し、酢の物など酸味のあるものを一緒にとることをすすめています。

夜であれば酸味の強い食品に頼ることなく、日中よりも吸収しやすくなります。カルシウムは、カブの葉や大根の葉、モロヘイヤ、京菜、小松菜、ナバナ、乾燥ヒジキなどに多く含まれています。

鉄は、ナバナ、小松菜、スイートコーン、京菜、ホウレンソウ、春菊、枝豆、空豆、大根の葉、切り干し大根、乾燥ヒジキなどに多く含まれています。

これらを使って具だくさんのみそ汁やスープ、炒め物を作ってみるのはいかがでしょうか。

ただ、そもそも胃が健康でなければ、胃酸の分泌や消化吸収機能もうまく働きません。ましてや、夜に分泌量がピークになるリズムも作れないでしょう。日頃から暴飲暴食に注意して、胃をいたわる食生活を送りましょう。

ミネラルウォーターを飲みすぎると、思わぬ病気に

ミネラルウォーターが売られはじめた頃、「水をお金で買うなんてあり得ない」と思っていた方は少なくないでしょう。

しかし、今はレストランへ行くと、水の種類をたずねられることさえあります。ミネラルウォーターでも、ガス入りか、ガスなしか、ときどき銘柄まで聞いてくるお店もあります。まるでワインを選ぶときのような感覚です。それだけミネラルウォーターは世の中に普及し、水の価値観が上がりました。

いまやミネラルウォーターは、安心して飲めるきれいな水で、美容にもよいということで人気の高い商品です。

でも、ちょっと待ってください。健康や美容、ダイエットによいからと、ミネラルウォーターを毎日、大量にがぶ飲みしている方は注意が必要です。

腎臓を悪くします。

ある女子大生はカルシウム補給とダイエットが目的でミネラルウォーターを1日中多飲するあまり、腎臓の働きを悪くしてしまいました。

腎臓は、カラダの老廃物をこして体液をきれいにする浄水器のような働きをする臓器です。たくさん水分をとるとお手洗いが近くなりますね。こんな状態のときは、腎臓にある浄水器の濾過作用をしている糸球体という部分がフル回転し、ヒートアップ状態に。これが毎日のように繰り返されていくと、腎臓の働きが悪くなっていくのです。

何事もほどほどが一番です。水の飲みすぎは腎臓ばかりでなく、水中毒になる危険性もあります。

水中毒は、体内の塩分が薄まってしまい頭痛や嘔吐が起きたりします。

真夏に熱中症の予防としてマメに水を飲むことは有効です。汗などで外に水分が大量に出るため、水分補給をする必要があるからです。

しかし、思い出してください。夏の間、塩アメがコンビニなどで売られていますね。大量に汗をかいたときは、汗と一緒に出てしまった塩分も、あわせて補給する必要があるのです。

また胃酸が水分で薄まってしまい、消化力が弱くなってしまうこともあります。

1日当たりの水の必要量は、成人で体重1kg当たり30〜50mℓです。

もちろん、マラソンなど激しい運動をしたときの水分補給は、また別です。

水はカロリーがないし、食品添加物も入っていない、しかもカラダは60〜70%が水分だし……と水をいっぱい飲むことが健康につながると勘違いしてはいけません。

何事も限度があります。水におぼれると健康を失うと肝に銘じてください。

脂肪肝を予防する、お酒好きにはうれしい「おつまみ」

肝臓は体内でも一番大きな臓器で、化学工場とたとえられます。カラダの各臓器から集まった物質をもとにいろいろな物質を合成したり貯蔵したりしています。脂肪肝は、毎日の食べすぎやお酒の飲みすぎで起こりやすい肝機能障害です。肝細胞の内部に脂肪が異常に多く蓄積した状態をいいます。

脂肪肝になると、ときに全身倦怠感などを自覚する方もいらっしゃいますが、ほとんどは無症状のようです。しかし、場合によっては肝硬変に進展することもありますので侮れません。

とはいえ、お酒が大好きな方が、毎日、節酒するのは至難の業でしょう。そこで、飲酒する際に脂肪肝を予防できるおつまみを積極的にとるようにします。

脂肪肝予防のおつまみとして、柿ピー、トマトサラダ、冷やしトマト、回鍋肉、ロールキャベツなどがおすすめです。

これらの料理には、抗脂肪肝ビタミンといわれる栄養成分「イノシトール」が多く含まれているのです。

イノシトールは、脂肪やコレステロールの流れをスムーズにして、肝臓に脂肪がたまらないようにする作用、動脈硬化を予防する働きがあります。

イノシトールは体内でブドウ糖からもできますが、合成量が少ないためイノシトールを多く含む食品を食事から摂取する必要があるのです。

イノシトールを多く含む食品は、動物性食品（肉・魚）、メロン、スイカ、キャベツ、小麦胚芽、落花生、柑橘類、牛乳、トマト、リンゴなどです。

お酒を飲むときは、前述のおつまみを意識して頼みましょう。

またお酒の合間に生グレープフルーツジュースやオレンジジュースを飲むのもよいでしょう。あるいは、レモンサワー、グレープフルーツサワー、スダチサワーなどからも柑橘類が摂取できますが、イノシトールの摂取を理由に自分を甘やかし、飲酒量が増える方にはあまりおすすめできません。

がん予防のために、毎日欠かさず食べたい食品とは

アメリカの国立癌研究所で打ち出した、「デザイナーズ・フードピラミッド」をご存じでしょうか。がんの予防効果が高い食品を、効果が高い順にピラミッド型に表したものです。

そのトップグループに、「ニンニク、キャベツ、ショウガ、ニンジン、セロリ、大豆」などが挙げられています。毎日、これらの食品を食事の中にとり入れていけば、がんの予防になるのです。

がん細胞は、傷ついた遺伝子が正常細胞に働いてできます。遺伝子が傷つく原因は、活性酸素が関与しています。

活性酸素は、呼吸をするときにとり込んだ酸素によって、あるいは紫外線やストレスによって発生します。

一方、食品が持つ抗酸化物質などによって、活性酸素の働きは抑えられます。食べ物が持つ力は絶大なのです。

がん予防効果の高い食品の第2グループとして、「玉ネギ、茶、ターメリック、玄米、ナス、トマト、ピーマン、ブロッコリー、カリフラワー、芽キャベツ、オレンジ、レモン、グレープフルーツ」などがあります。

そして第3グループに「バジル、タラゴン、オレガノ、タイム、ローズマリー、セージ、キュウリ、アサツキ、大麦、ベリー類」などがあります。

どれもこれも私たちの身の回りにある、手に入りやすい食品ばかりです。そして、すべて植物性食品です。

多種類の植物性食品を食べることでがん予防になることがわかります。

食事がバナナなどの単品だったり、朝食がパンとコーヒーだけという食事構成は、がん予防効果がないこともわかります。

昔、テレビであるタレントさんが、「忙しいので食事をとる時間がない。それでサプリメントで栄養素を補給している。もし私ががんになったらサプリメントの効果はないといえるかもしれない……」と語っていました。この方は今も活躍されていますが、この発言後しばらくしてから、がんで入院されました。もちろん、がん発症とサプリメントとの関連はわかりませんが……。

医食同源という言葉があるように、健康維持のためには、忙しくてもきちんと食べ物から栄養素を摂取することが大切です。

40歳をすぎるとがんになる確率が高くなりはじめます。デザイナーズ・フードピラミッドに紹介されている食品を、毎日意識的に摂取してがんを予防しましょう。

サプリメントを飲むくらいなら、切り干し大根を食べよう！

大根に含まれる食物繊維は100g中1・4g、切り干し大根は100g中21・3gです。

大根は干すことで、リグニンと呼ばれる不溶性の食物繊維が増えるのです。ほかにも、カリウム、カルシウム、ビタミンB_1、ビタミンB_2が増えます。

食物繊維は便通を整え、カリウムは高血圧、カルシウムは骨粗鬆症を予防、ビタミンB_1は疲労回復効果、ビタミンB_2は脂質の代謝効果などの働きがあります。

切り干し大根を食べて、カラダの機能を整えましょう。サプリメントよりも、カラダにもフトコロにも優しいです。

不溶性の食物繊維であるリグニンは、便の量を増やし排便を促してくれます。また、有害な物質である発がん物質などを、便と一緒に外に出す働きもあります。

腸内環境を整え、善玉菌を増やしましょう。善玉菌より悪玉菌が増えるとおならが臭くなります。生まれたばかりの赤ちゃんのおならが臭くないのは、腸内がたくさんの善玉菌に満たされているからだとか。しかし、赤ちゃんもだんだん成長していくうちに食事の影響等を受けるため、善玉菌と悪玉菌のバランスが変化しておならの臭いも変わっていくようです。

食物繊維が豊富な食事をすると、腸内細菌は食物繊維を発酵させて、短鎖脂肪酸という物質に変化させます。この短鎖脂肪酸ができると、腸内環境が酸性に傾いて悪玉菌が増えにくい環境になります。

食物繊維のおかげで、便のかさも増え、腸も刺激され、働きが活発になり便秘を予防します。そしておならも臭くなくなっていきます。

切り干し大根を利用して、おならを無臭にしましょう。

私は、切り干し大根を調理バサミで細かく切って、密閉容器で保存しています。あらかじめカットしておくと、やわらかくなるのが早いからです。そして、炒め物、スープ、みそ汁などの具として、あるいは、すき焼きや鍋物の残った汁を利用して煮物にしたりします。

切り干し大根は、ご家庭でも簡単に作れます。どうせなら家庭で切り干し大根を手作りしてみませんか。

【切り干し大根の作り方】

①大根をよく洗う。

②皮をむいて薄いせん切りにする。

③ザルに広げ、日の当たる風通しのよいところへ置く。

④2週間ぐらい、手でもんだり、ひっくり返したりする。

⑤密閉容器に入れて保存し、1か月以内に使いきる。

野菜300gの食物繊維の含有量はおよそ10g。切り干し大根は、100gで21・3gもあります。切り干し大根を一度に100g食べるのはなかなか大変ですが、毎食にちょっとずつ加えることで、不足しがちな食物繊維を補給できます。

ポリフェノールの効力は2〜3時間だけ。だから毎食摂取する

最近はデパートなどのチョコレート売り場に行くと、カカオの含有量別に何種類かのチョコレートが売られています。その包装紙には、「カカオマスポリフェノール○mg」と表示されています。

ポリフェノールは植物の外側の皮の部分に多く含まれている赤、紫、オレンジ、黄緑、緑、白などの色素です。これらの色素は抗酸化力が強力であるため、がん予防やアンチエイジング効果が期待されています。

ポリフェノールは大きく分けて、ノンフラボノイドとフラボノイドに分けられます。

ノンフラボノイドに属するのは、アントシアニン、カテキン、カカオマスポリフェノール、ルチンなどです。

アントシアニンは、赤ワイン、ブドウ、ブルーベリー、赤キャベツなどに多く含まれています。カテキンは、緑茶、ウーロン茶、紅茶などに含まれていて、ビタミンCやビタミンEの何十倍もの強力な抗酸化作用があります。カカオマスポリフェノールは、チョコレートやココアに多く含まれているものです。ルチンは、そば、柑橘類に多く含まれています。

フラボノイドに属するのは、フラボン、フラボノール、フラバノン、フラバノール、イソフラボンがあります。野菜や果物などに含まれる色素で、3000種類以上もあります。イソフラボンは、ご存じのように豆類、特に大豆に含まれるフラボノイドです。

抗酸化力が強いポリフェノールの多くは水溶性であるため吸収されやすく、食後30分ぐらいで効力を発揮します。そして2~3時間ほどでその効力がなくなります。

効力を持続させるためには、食事を1日3食にして、その都度ポリフェノールを含む食品を食べましょう。食べだめができないため、毎日毎食、とり続ける必要があるのです。

食品それぞれが持つポリフェノール類は働きがさまざまです。１食当たり２～３種類以上の野菜をとって１日７種類以上にすることで、ポリフェノール類をバラエティに富んだものにしましょう。

カラダのすみずみまで、まんべんなくポリフェノールの効力をきかせるためには、複数の食品からいろいろなポリフェノールをとることが大切です。

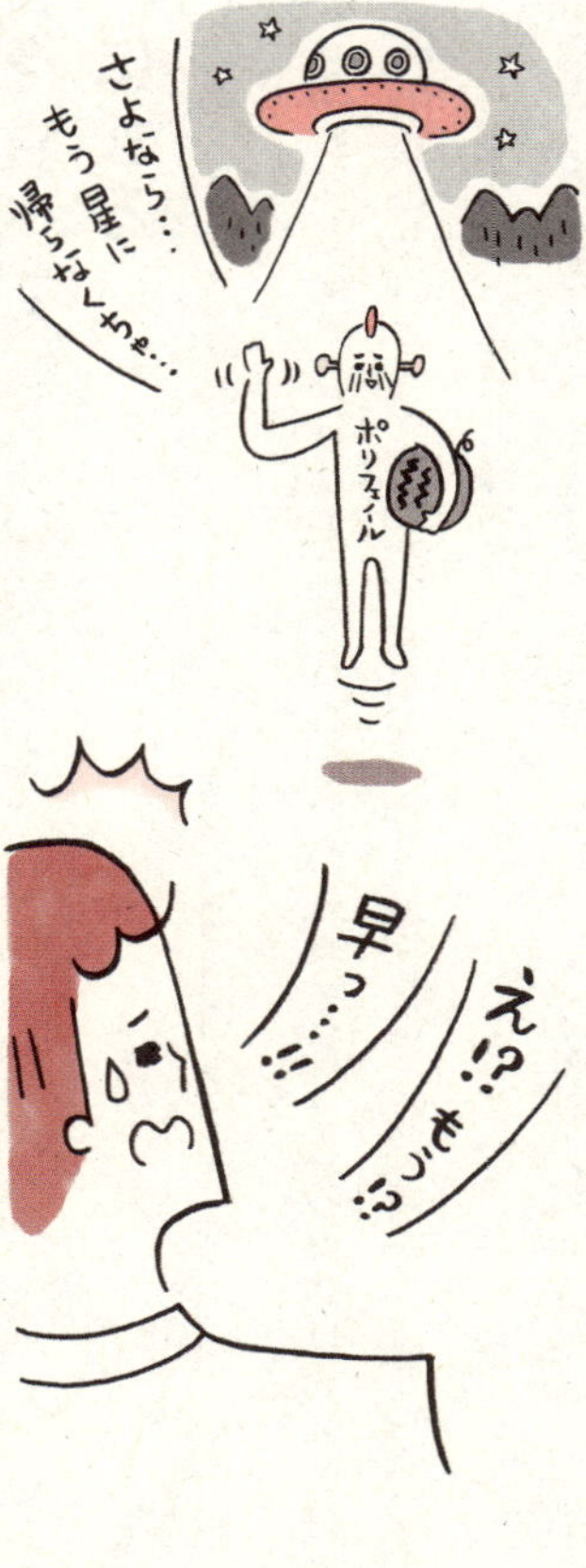
さよなら…
もう星に
帰らなくちゃ…
ポリフェノール
え!? もう!?
早っ…!!

夕食を食べてすぐに寝ると、〝石〟になる

昔から「食べてすぐ寝ると牛になる」といわれますね。この意味は太るではなく、行儀が悪いということのようですが、今日からは「食べてすぐ寝ると〝石〟になる」も覚えておきましょう。

ある知人は夕食を食べるとすぐに寝てしまい、いつも朝方に目が覚め、それからお風呂に入って、また寝るそうです。家族も毎日のことなので放置するようになってしまったとのこと……。

こんな生活を長く続けると、大変なことが起きかねないのです。

食事量に偏りがあって、3食のうち夕食が一番多い食べ方は、尿の濃度が濃くなります。

尿の濃度は、食後2~4時間で最高になります。夕食を大量に食べてすぐに寝

てしまうと、寝ている間に口から水分補給ができないため、さらに尿が濃縮されます。そんな食生活が毎日のように続けば、結石が作られやすくなっていきます。

その予防として、夕食から就寝までの時間は少なくとも2〜3時間くらいはあけましょう。

夕食後から就寝までが短い場合は、食事量を少なめにしたほうが結石は形成されにくくなります。また、3食それぞれ同じくらいの食事量にすることも大切です。

結石というと、ホウレンソウのシュウ酸を思い出す方が多いと思います。シュウ酸が石を作るので、ホウレンソウはたくさん食べないほうがいいといわれてきました。しかし、ゆでこぼしたり、水にさらすなどの下処理をすれば心配いらないことがわかりました。

それよりも、シュウ酸の多いチョコレートやナッツ類の食べすぎに注意しましょう。これらは、食べると止まらなくなりがちですので、夕食時におつまみとして大量にとるのは控えましょう。

ほかに結石を予防するためには、食後の嗜好飲料、特に砂糖をたっぷり使ったものを控えましょう。

砂糖のとりすぎは、カルシウムを外に出す働きが強まるので、尿中のカルシウム量が増え、結石が作られやすい環境となります。

夕食後、すぐに寝てしまう方は強い意志を持って、石と闘いましょう。

また寝ていても起こしてくれない家族がいる方は、これ以上放置されないように、そして結石形成も放置しないように、家族も自分のカラダも大切にいたわってあげましょう。

寝る前に飲む2杯の水が、痛風や結石からあなたを守る

居酒屋でビールを何杯も飲んで、鶏のから揚げ、モツの煮込み、アン肝の酒蒸し、白子ポン酢、生ウニ、干物、レバー、砂肝、牛タンなどをつまんで、最後にしめのラーメンを食べて就寝——といった生活をしている方は、寝ている間にカラダ中の尿酸量がとんでもないことになっているかもしれません。

尿酸とは、細胞の核にあるプリン体というたんぱく質が分解されてできたものです。プリン体は、体内で合成されるものと食品由来のものと2種類あります。体内では、古い細胞の核酸が分解されるときや、エネルギー伝達物質（アデノシン3リン酸）が分解されるときにできます。

プリン体は肝臓で代謝されて尿酸になり、血中に溶け込んで全身をまわり、腎臓で老廃物として濾過されて尿中に排泄されます。

血液中の尿酸の量が過剰になると、血液に溶けきれずに結晶化して関節に沈着して痛風発作を起こします。また尿量が少ないと尿中の尿酸が飽和状態となり、尿管に尿酸が結晶化し尿路結石を作ったりもします。

普段から尿酸が高い方は、水分をとって尿酸を外に出すようにしましょう。尿酸は水溶性のため、水に溶けて尿として排出されます。ペットボトルの水を身近に置いて、1日2ℓ以上の尿が出るようにたっぷり水分補給をしましょう。

水分補給は食事でも可能です。水分の豊富な野菜や果物をとることでも補えます。中にはアルコールで水分補給を考える方もいますが、お酒はアルコールの働きで尿酸を外に出す働きを低下させるためおすすめしません。尿酸値を気にする方がプリン体ゼロのビールを大量に飲んでも、右記の理由から尿酸値の改善にはつながりません。

飲酒する際は、チェイサーとして水をこまめに飲んだり、水分の豊富な野菜類を食べて水分補給をすることのほうが得策です。そして、寝る前に水をコップ2杯、400㎖程度飲むことです。尿を薄めて尿酸の濃縮を食い止めましょう。

夜8時以降の食事は、血糖値が高くなりやすい

最近の研究によると、血糖値にも1日のリズムがあることがわかってきました。『時間栄養学　時計遺伝子と食事のリズム』（日本栄養・食糧学会／監修、女子栄養大学出版部）の研究報告によると、「糖質摂取による血糖値上昇は1日24時間の平均値を100にして比較すると、朝8時ごろから夕方の8時ごろまでは平均以下で低く、夜8時以降の夜食では、平均以上で高くなりやすい」と示されています。また、甘さを感じる感覚も朝がピークを迎え、夜になると鈍くなるとのことです。

血糖値は食事をするたびに上がり、そのたびにインスリンが追加分泌されて血糖を一定の割合に保っています。

夜8時以降の食事は血糖値が高くなりやすいので、注意したほうがよいという

ことになります。

血糖値が高めの方は、夜は特に糖質の高い食品を控えたほうがよさそうです。

糖質は甘みを持っています。台所にある砂糖の甘さを1としたら、果糖（フルーツやはちみつに含まれる）は1・2〜1・5、ブドウ糖（フルーツやはちみつに含まれる）は0・6〜0・7、乳糖（母乳や牛乳に含まれる）は0・15〜0・4となります。

夜のフルーツは、甘みの感度が朝より鈍くなるため、イチゴやグレープフルーツを食べたときに、甘みを感じにくくなっているかもしれません。甘党の方は、砂糖やコンデンスミルクが、いつもより多くほしくなるでしょう。

インスリンは、上がった血糖値を下げる働きをしますが、過剰に摂取した糖質を脂肪に変える働きも促進します。そういったことからも、夕食での糖質のとりすぎは注意しなければいけません。

ほかにレプチンという脂肪組織から分泌される食欲抑制ホルモンが、空腹時には低下します。つまり食欲が旺盛になります。夕食時は、レプチン濃度の低下からくる激しい食欲と血糖値が上がりやすい体内環境を認識し、自制心を持つことが大切です。

食事をして血糖値が上がればインスリンの分泌が活発に。その働きで血糖値が低くなり、しばらくすると脳が血糖値を上げようとして甘いものを要求。要求に従って甘いものを食べると、余剰の糖質は脂肪になり……という悪循環となります。

夕食を制すはダイエットを制す。自制心を鍛えましょう。

第5章

老ける食べ方、老けない食べ方

甘いもの好きは、老けるのが早い

職場の机の引き出しやバッグの中にいつもアメやチョコレートなどのお菓子を常備している人、糖分の入った清涼飲料水が大好きで1日中飲んでいる人、もしかすると、カラダの中で糖化が進んでいる可能性があります。

糖化とは、体内に入ってきた余分な糖質が、体内のたんぱく質と結びついて「AGEs（糖化最終生成物）」という老化促進物質ができる現象のことです。

最近の研究によりますと、このAGEsが老化を進め、いろいろな病気の根源になるのではないかということがわかってきました。

AGEsが、カラダの組織のところどころにできてしまうと、その部分がもろくなっていきます。特に、血管壁で起こると、動脈硬化の危険性が高まります。

また、お肌にも危険がおよびます。肌のハリや弾力は、肌の内側にあるコラーゲンやエラスチンというたんぱく質が作っています。このたんぱく質が糖化するともろくなったり、シワやたるみができたり、どんどんお肌が老化していきます。肌にできたシミを調べてみると、ＡＧＥｓの存在を確認できるという報告もあります。

女性にとって、見た目の若さは永遠のテーマです。それには、化粧品からではなく、糖化を予防する食事による内側のケアがアンチエイジングにつながるといえるでしょう。

同じ年齢でも見た目に差が出てくるのは、実は糖化が原因かもしれないのです。

ではどうしたらよいでしょうか。

今すぐにやるべきこと、それは、引き出しやバッグにある甘いお菓子類を、口寂しいという理由だけで、食べないようにすることです。

こんな小さな誘惑に負けて、毎日ちょっとずつ老化を早めるなんて、むなしいことだと思いませんか。

そして、自分でこれ以上老化しないと決意することも大事です。だれもケアはしてくれません。自分自身で阻止するしかないのです。

日頃から甘いものをとりすぎていると自覚している方は、これを機に毎日の食事、食習慣を変えましょう。甘いお菓子ばかりではありません。料理の味つけもそうです。

甘い味つけを好まれる方は、調理で使う砂糖を少し減らしてみましょう。

ある研究によりますと、カラダにＡＧＥｓができやすいのは食後1時間ということがわかってきました。食後のデザートなどは、お腹いっぱい食事をしたあとは、やめたほうがよさそうです。

しかし、極端に糖質を避けるのはいけません。エネルギー不足も代謝を悪くし、こちらも老化の原因になります。

1日の甘いものの適量は200㎉程度です。具体的に200㎉に相当する食品を『最新 目で見るカロリーハンドブック』（主婦の友社）から紹介します。チョコチップクッキーなら4枚、アーモンドチョコレートなら8粒、サブレなら1枚、今川焼きなら1個、どら焼きなら1個です。

ビタミンCのとりすぎは、かえって美肌効果がなくなる

女性だったら、年齢に関係なく美肌の追求について余念がありません。私の母は、肌の健康に強い関心があり、私が幼稚園時代、母が作ってくれた手作り弁当には梅干しではなく、ビタミン剤が2粒、いつもごはんの上にのっていました。もう70歳代後半ですが、いまだに美肌情報には目がありません。

コンビニやドラッグストアへ行くと、サプリメント、飲料水、お菓子類などにビタミンC入りの表示をよく見かけます。

美肌とビタミンCは切っても切れない関係です。このビタミンC、水溶性なので体内への蓄積はされにくく、一度にたくさんとっても意味がありません。それどころか、とりすぎると副作用として下痢が起こります。食事のほかに、サプリメント、飲料水、お菓子類などでもビタミンCを摂取していると、とりすぎにな

る可能性があります。

下痢をすれば、肌に必要な栄養素は、吸収されずに外に出てしまいます。つまり、肌へ栄養素がいかなくなってしまい、肌の新陳代謝がうまくいかなくなります。

また、サプリメントを過剰にとることで肝臓に負担がかかります。サプリメントは、ビタミンCといっても錠剤や顆粒が100%のビタミンCの塊でできているわけではありません。レモンを思い出してください。ビタミンCが豊富なフルーツといってもビタミンCの塊ではありませんね。サプリメントは全般的に、飲みやすくするためにほかの物質で加工してあったり、固めてあったりしているのです。

肝臓は、食品に含まれる有害物質や食品添加物を浄化したり、肌の細胞へたんぱく質やビタミン類などの栄養素を血液を介して送ったりしています。

鶏などのレバーには、ビタミンA、ビタミンB群、鉄などカラダに有益な栄養素がいっぱい入っていますね。人間の肝臓も同じで、カラダに必要な有益な栄養素の貯蔵庫にもなっています。

この肝臓が、3度の食事のほかに、アルコール、サプリメント、人工の飲料水、お菓子類などの代謝で過剰に働くと負担が大きくなります。ひとたび肝臓の働きが悪くなると、肝臓での浄化がうまくいかなくなり、有害物質が血液を通じて肌の細胞へいき、肌荒れや血色が悪くなったりします。また、お肌に必要なビタミンB群などの栄養素の貯蔵もうまくいかなくなります。

このようにビタミンCを食事以外のものに頼りすぎると、弊害が起きる可能性が高くなるのです。

揚げ物を食べると、実は肌がきれいになる

揚げ物は食べすぎはいけませんが、まったく食べないとお肌の健康によくありません。そのカギは、揚げ物を食べることで摂取できる脂肪酸にあります。

揚げ物を控えていて、肌にうるおいがなくなったと感じている方は、お肌の健康に必要な必須脂肪酸が不足しているのかもしれません。

必須脂肪酸は、リノール酸、α-リノレン酸、アラキドン酸の3種類があります。これらの脂肪酸は体内で合成できないため、食物からしか補給できません。ただし、アラキドン酸は、リノール酸からも合成されます。

リノール酸やα-リノレン酸は、主に植物油に多く含まれています。アラキドン酸は、肉、魚、卵、乾燥ヒジキ、ワカメなどに含まれています。

このすべての必須脂肪酸を効率的にとるためには、から揚げ料理がおすすめで

す。肉の脂は飽和脂肪酸が多いためコレステロールを上げる原因を作ります。しかし、この脂は、揚げ油の中に入れると溶けて肉から落ちてしまいます。『知ってトクする調理のためのベーシックデータ 第4版』(女子栄養大学出版部)のデータによると、揚げることで肉の脱脂肪、エネルギーカット率は、豚肉でロース肉は16%、肩ロース肉は15%、バラ肉は11%とのことです。

調理するときに、肉の外側についている脂は調理前にあらかじめとり除くことができますが、肉と肉の間の細かいものまではとれません。揚げることで細かい脂までも落とすことができるのです。

揚げ油は植物性の大豆油を使いましょう。肉の脂が揚げ油で溶けて外に出て、逆に大豆油に含まれるα-リノレン酸、リノール酸などが肉に吸収されます。そして肉に含まれるアラキドン酸も同時に摂取できます。

揚げ物は1日1品程度ならお肌のためにも食べることをおすすめします。ただし食べすぎは、ニキビや吹き出物を作る原因になりますので注意しましょう。

ランチでタラコスパゲティを食べると、シミが増える!?

タケノコの水煮を買ったときに、白い付着物を見かけることがあります。あの白い付着物、実は美肌を目指す女性の敵なのです。シミの原因を作るチロシンというメラニン色素の原料が含まれているからです。

お肌のシミは、紫外線を浴びることでメラノサイトが刺激を受けて、チロシンからメラニン色素が作られ、新陳代謝が加齢などの影響でうまくいかなくなると、メラニン色素がシミとなります。

ですから、日差しが強くなる春から夏にかけてのシミ対策として、朝食や昼食でチロシンが多く含まれる食品を控えることをおすすめします。

チロシンが多く含まれる食品に、タケノコ、チーズ、大豆、筋子、タラコ、シラス干しなどが挙げられます。

肌のことを考えるなら、タケノコ尽くしの料理はNGです。また、チーズトーストやチーズグラタンは、陽射しのある間は控えましょう。タラコスパゲティを暑い日中に食べるのも、やめておきましょう。カルシウム補給のために、毎食のようにシラスを食べるのも厳禁です。

大豆はカラダによい食べ物ですが、納豆やかつお節をかけた冷奴など、大豆製品を同時に食べるのも控えたほうがよさそうです。

しかし、どうしても食べてしまうこともあるでしょう。そんなときは、シミの原因を撃退する栄養素を、同時にとり入れるようにしましょう。

その栄養素とは、β-カロテン、ビタミンC、ビタミンE。これらが含まれる緑黄色野菜や果物を同時に摂取することで、シミができるのを予防できます。

たとえば、タケノコ尽くしの料理を食べたときは食後にキウイフルーツを、納豆やかつお節をかけた冷奴を食べたときはホウレンソウのおひたしを食べるなど、撃退するための食品を食べ合わせることでシミの予防対策になります。

そして外出時は、帽子やサングラスなどの紫外線対策も忘れずに。

若々しい肌をとり戻す、「マリネ液」パワーの秘密とは

桃やリンゴをむいて、そのまま放置すると褐変してきますね。また、シルバーのネックレスや食器も放置しておくと変色します。これはご存じの通り酸化するからです。

この酸化、人間のカラダの細胞でも起こっているのです。

呼吸によってとり入れた酸素は、紫外線、ストレス、過度の運動、大気汚染、放射線、食品添加物、タバコなどが要因で活性酸素となって、カラダの細胞を酸化させます。その結果、老化が促進します。

皮膚を見ると、紫外線に当たっているところはシミやシワがあり、当たらないところはシミがなくて若々しい肌であるのが、わかりやすい事例でしょう。

ここまで聞くと活性酸素は悪者のようですが、そうではありません。はじめの

うちは、病原菌を撃退するなどよい働きをしています。しかし増えすぎると、細胞を傷つけたり、カラダにとって悪い働きをするようになります。

カラダの中には、その活性酸素を撃退する酵素である「抗酸化酵素」があるおかげで、活性酸素の悪さを食い止めているのです。

しかし、活性酸素の量が増えれば増えるほど、抗酸化酵素の働きが追いついていかなくなります。そうなると、今度は「抗酸化ビタミン」であるβ-カロテン(体内で必要に応じてビタミンAになる)、ビタミンC、ビタミンEが活性酸素と闘うようになります。

そういえば、加工品にも酸化防止剤としてビタミンCやビタミンEが使われていますね。たとえば、ビタミンCはL-アスコルビン酸という名で果実加工品、漬物、惣菜、パンなどに、ビタミンEはトコフェロールという名でバター、油脂類、菓子類、油脂含有食品に含まれています。

体内で、水溶性のビタミンCは細胞膜の外側で働き、脂溶性のビタミンAとビタミンEは細胞膜の内部で働いています。

説明が長くなりました。そこで、活性酸素を撃退するために、食事からビタミンA、ビタミンC、ビタミンEの3つのビタミンをとり入れましょう。

私がおすすめするのはマリネ液です。どんな料理にも使えて便利です。

β-カロテンは体内で必要に応じてビタミンAとなります。マリネ液の材料は、β-カロテンの豊富なパセリ、シソの葉、ビタミンCの豊富なレモン、ビタミンEが豊富なオリーブオイルです。味つけは塩、コショウ、マスタード、柚子コショウなどメインの材料に合わせます。

私はよく、サーモン、タイ、タコなどの刺身をこのマリネ液で和えて、野菜サラダと一緒にいただきます。抗酸化作用の働きで、翌日は5歳くらい肌が若返っている気がします。

カレー粉にはアンチエイジング効果がいっぱいだけど…

カレーは子供から大人まで幅広い年齢層に人気がありますね。

私は以前、学校給食を作る仕事をしていたことがあるのですが、そこではカレーのルウを大きな釜で手作りしていました。カレールウは、バター、小麦粉、カレー粉から作ります。数百人分のルウ作りに使うバターの分量をはじめて見たときは、カレールウのカロリーが、どんなに高いかを目の当たりにし、ちょっと圧倒されてしまいました。それ以来、市販のカレールウの成分が、気になるようになりました。

食品成分表を見ると、カレールウは、100g当たり炭水化物44・7g、脂質34・1g、塩分10・7gあります。

ところで、カレールウの大切な材料のひとつであるカレー粉には、20〜30種類の香辛料が使われています。コショウ、唐辛子、ショウガ、コリアンダー、カルダモン……。カレーの黄色はターメリック、別名ウコンが主成分です。ウコンは肝機能の強化や予防改善に効果があり、サプリメントでもおなじみですね。

このウコンに含まれる黄色の色素成分は、クルクミンと呼ばれるもので抗酸化作用があります。クルクミンは体内で消化され腸に吸収されるときは無色のテトラヒドロクルクミンに変わり、さらに抗酸化作用が強くなります。また、テトラヒドロクルクミンは、体内で働くグルタチオンという抗酸化物質の濃度を高める働きがあります。

こんなによい効能があるウコンをとらないわけにはいきません。サプリメントではとる量に限界があります。やはりカレーを食べるのが効率のよいとり方でしょう。

でも、カレールウを使ったカレーを食べるとなると、一緒に脂肪分もとることになるので、あまり大量にとるのは気が引けます。

そこで、純粋にカレー粉のみでカレーを作ればいいのです。そうです、スープカレーです。スープカレーは、とろみのないサラサラしたカレー粉だけで作るカレー味のスープです。

スープカレーでウコンをたくさんとって、おいしくアンチエイジングをしましょう。

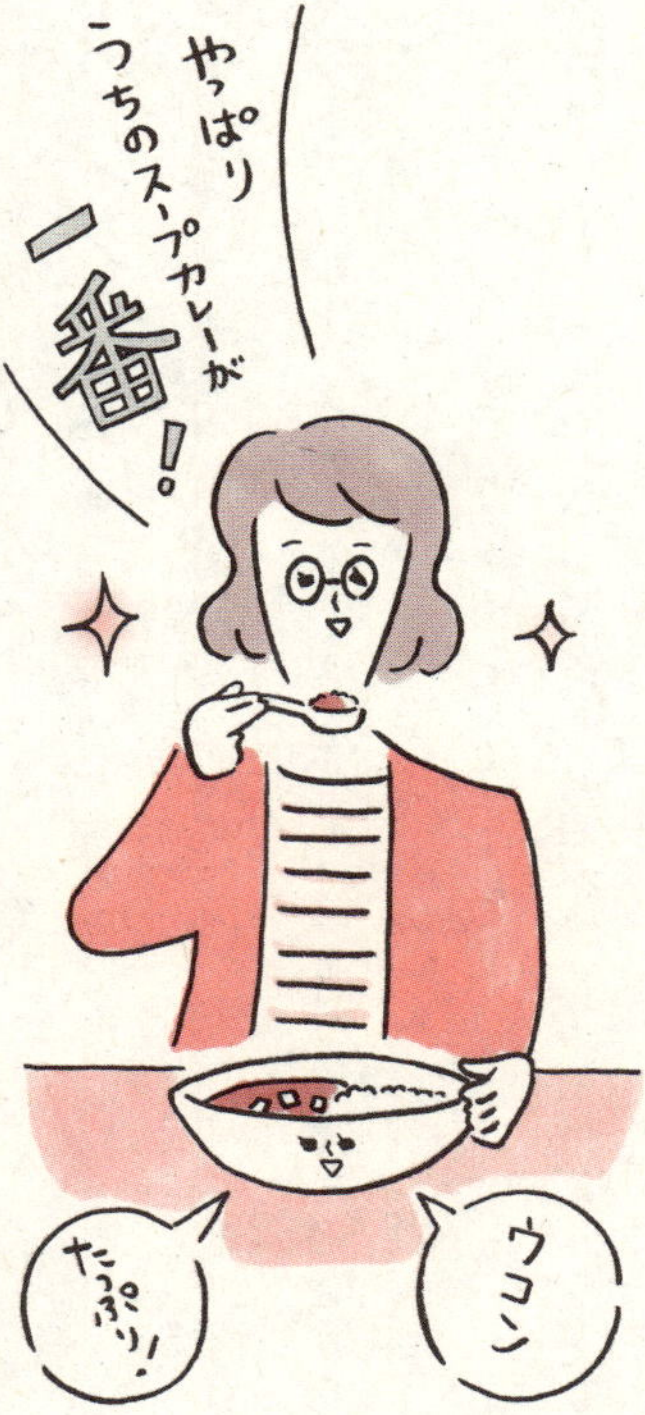
やっぱり
うちのスープカレーが
一番!
ウコン
たっぷり!

「フルーツ＋植物油」で、アンチエイジング効果は倍増

スーパーマーケットでフルーツを買ってくると、ちょっと数が多いときがあります。

一人暮らしだったりすると、持て余してしまうことも。

そんなときは生のフルーツを使って、肉や魚の料理をはじめ、野菜サラダなどのソースやドレッシングに使ってみることをおすすめします。

フルーツには、ビタミン、ミネラル、食物繊維などの栄養素が豊富に含まれています。また、果糖やブドウ糖で効率的にエネルギーが補給できます。

農林水産省の食事バランスガイドでも、1日2皿程度（200g）のフルーツをとることを推奨しています。

フルーツにはたんぱく質分解酵素が含まれているものも多いので、消化を助け

てくれます。また、生のフルーツならではの、みずみずしさ、色鮮やかさ、豊かな風味も料理に華をそえてくれます。そしてソースやドレッシングにオリーブオイルをはじめ植物油を使えば、アンチエイジング効果が倍増します。

フルーツ全般に多く含まれるビタミンCと植物油に含まれるビタミンEを同時にとると活性酸素に対してお互いに助け合いながら働きます。このビタミンCとビタミンEには抗酸化作用があり、抗酸化ビタミンと呼ばれています。ビタミンEは活性酸素を消去すると効力を失いますが、ビタミンCには効力を失ったビタミンEを再生させる働きもあるのです。

フルーツの主な食物繊維は2種類。ペクチンなどの水溶性の食物繊維と、セルロースなどの不溶性の食物繊維です。働きとして、便秘の予防、善玉菌のビフィズス菌の増加促進、糖やコレステロールの吸収を抑制する効果があります。

ほかにフルーツのカリウムは高血圧の予防にもなります。味つけの濃い料理にフルーツを使えば、調味料に使われているナトリウムをフルーツのカリウムが体外に排出するよう働きます。

フルーツの酸味は、唾液の分泌を促進させたり消化機能も高めてくれます。

キウイフルーツを購入したとき、固くて食べられないときがあります。そういうときは、キウイフルーツを使ってドレッシングを作ってみましょう。キウイフルーツを細かくみじん切りにして、植物油とあわせ、塩コショウを加えれば簡単に作れます。

キウイフルーツは、ビタミンC、ビタミンE、ペクチンなどの食物繊維、β-カロテンも豊富なうえに、たんぱく質分解酵素のアクチニジンも入っています。

特に肉料理とキウイの組み合わせはおすすめです。いつもの素朴な豚肉のショウガ焼きに、キウイを使ったソースをかければ、ちょっとおしゃれな料理に変身します。お試しください。

年のせいで疲れやすくなった…そんな悩みを解決する食べ物

「昔は、このくらいの運動では疲れなかったのに…」「若い頃は、徹夜しても平気だったのに…」など、疲労感や倦怠感から老化を感じたりしていませんか。

もしかすると、ビタミンQ（ユビキノン）という栄養素が体内で足りなくなっている可能性があります。

ビタミンQは、体内でエネルギー産生に強く関わっている栄養成分。強い抗酸化作用も持ち合わせていて、不飽和脂肪酸の酸化予防にも働いています。医薬品として虚血性心疾患、脳出血、歯周病、糖尿病の治療薬としても使われています。

このビタミンQは体内で合成されますが、加齢にともない合成機能が低下して足りなくなってしまいます。足りなくなるとエネルギー代謝が円滑にいかなくなるため、疲れやすくなったり、だるさを感じたり、太りやすくなったりと、さまざまな弊害が。おまけに活性酸素を撃退する力も弱まって、老化を促進することにもなります。

老化を感じたら、ビタミンQが多く含まれる食品を補給して、エネルギー産生を高めてアンチエイジングしましょう。

ビタミンQが多く含まれる食品は、レバー、牛や豚の赤身肉、カツオやイワシ、サバなど背の青い魚、マグロなどです。

老化を加速させる活性酸素は、摂取カロリーを制限することでも発生量が減少します。また適度に筋肉を使った運動をすることは、体内の活性酸素を撃退させる力を強めます。

ビタミンQの多い食品をとり入れた食事を腹七分目程度にして、適度な運動を行うことが、もっとも効果的なアンチエイジングなのです。

ただし、1回の食事でビタミンQが多い食品をとりすぎてはいけません。焼肉屋さんでレバー、牛肉、豚肉を大量に食べてみたり、和食のお店で、マグロ、カツオ、イワシ、サバの刺身をお腹いっぱいになるまで食べたりしてはいけません。

長寿遺伝子をオンにする、夢のようなお酒がある

年に1度、日本抗加齢医学会へ抗加齢指導士として出席をする機会があります。そこでは、いろいろな分野からのアンチエイジングの研究成果を知ることができます。

その中のひとつに、長寿遺伝子の働きを活性化して寿命を延ばせないか、という研究分野があります。そこでの研究でわかったことは、長寿遺伝子を活性化するには、ある物質が関与しているということです。

それは、ポリフェノールの一種である「レスベラトロール」という物質です。レスベラトロールを摂取すると長寿遺伝子がオンになるのです。まだ動物実験のレベルではありますが、人間のカラダでその効果が期待できる日は近いかもしれません。

このレスベラトロールを多く含む食品に、赤ワイン、ブドウ、ピーナッツの薄皮があります。ちょっと前に、赤ワインの〝フレンチパラドックス〟がマスコミなどでとり上げられました。

フランス人は肉やチーズなどの乳製品に含まれる動物性脂肪を多くとっているにも関わらず、心臓病発生率が低いのは、赤ワインのタンニンやアントシアニンといったポリフェノールのおかげであるというもの。この赤ワインには、レスベラトロールも含有されていたのです。

ポリフェノールは紫外線、放射線、大気汚染、食品添加物、ストレスなどが原因で作られる活性酸素を撃退する抗酸化ネットワークの中で重要な働きをしています。1日の終わりに赤ワインを飲みながらピーナッツを薄皮がついたまま食べ、今日できてしまった活性酸素を無害化して、長寿遺伝子をオンにしましょう。

もちろん飲みすぎは禁物です。期待しすぎて短時間にたくさんのアルコールを摂取しながらお腹いっぱい食べてしまっては、元も子もありません。長寿遺伝子は、お腹いっぱい食べると活性化しないこともわかっています。

牛乳の代わりに、豆乳を飲んでも意味がない

このタイトルに、「えっ？」と意外に思う方もいるかもしれません。

栄養指導を受けに来る患者様から、「牛乳はカラダによくないと聞いているので、豆乳を飲んでいます」というお話を聞くことが、たびたびあります。

しかし、栄養面で優れた食品に対して、流行の情報を自分にとって有益な情報かどうか考えないで鵜呑みにしてしまうのは、たいへん残念なことです。

今日からは、認識を変えましょう。食品成分表を見ると一目瞭然です。

牛乳は乳類、豆乳は豆類に区分されていて明らかに異なります。牛乳は牛由来のものなので動物性食品、豆乳は大豆由来のものなので植物性食品です。

色や形状が似ているために、豆乳を牛乳の代用品として考えてしまうのは仕方のないことかもしれませんが、代用品にはならないのです。

	カロリー (kcal)	カルシウム (mg)	レチノール活性当量 (μg)	ビタミン B_2 (mg)	ビタミン B_{12} (μg)
牛乳 100g	67	110	38	0.15	0.3
豆乳 100g	46	15	(0)	0.02	(0)

(日本食品標準成分表2015より)

食品成分表の可食部100g当たりの成分を、上の表で見てみましょう。

これだけ栄養成分が異なるのです。

特にカルシウムの量を見てください。牛乳は100gで、なんと110㎎も入っています。一方、豆乳は、約10分の1しか入っていません。

栄養指導で牛乳をおすすめするのは、手軽で効率的にカルシウムを体内に吸収できるからなのです。

しかし、牛乳を飲むとお腹がゆるくなる方は、いくらカラダによい、骨粗鬆症の予防によいとわかっていても飲みづらいですね。

温めた牛乳を少しずつ飲むことで、下痢を起こさなくなる方もいますので、試してみてはいかがでしょうか。

ほかに、ポタージュやグラタン、みそ汁などの料理の中に、あるいはソースやたれの中に隠し味として使うのもいいですね。牛乳は料理の応用範囲が広いので便利です。

牛乳はカルシウムだけでなく、ビタミンB_2の含有量も多いので、脂肪の燃焼を助ける働きもあります。カロリーを制限しているのになかなかやせないという方は、ビタミンB_2が不足しているのかもしれません。

ビタミンB_2はたんぱく質の代謝も活発にしますので、つやつやのお肌や髪になるためにも必要です。

とはいえ、いくらカラダにいいといっても、飲みすぎると脂質のとりすぎにもなります。

牛乳の1日の適量は、約200㎖程度です。

お肌のためには、店頭の野菜は買ってはいけない

朝食で食べるヨーグルトや納豆、ランチタイムのウナギのかば焼き、おやつにつまむアーモンド、温泉施設で湯上がりに飲むビン牛乳、居酒屋でビールのおつまみとして、レバニラ炒め、あるいはサンマの塩焼き、マイタケの天ぷら……。

これらの料理に使われている食品は、ビタミンB_2が多く含まれています。

ビタミンB_2は、シミを作る過酸化脂質を分解する働きがあります。体内で欠乏すると、最初に皮膚などに徴候が現れます。ビタミンB_2は、髪、肌などの新陳代謝にとって大事な栄養素なのです。ほかにも、たんぱく質、脂質、糖質をエネルギーに変える補酵素としての働きもあります。

そこで、ビタミンB_2が多く含まれる食品をとることで美容効果を狙いたくなりますが、ここで大事な注意点があります。ある条件下で保管されていた食品では、

効果が期待できないのです。

その条件下とは、「日の当たる場所」。ビタミンB_2は、紫外線で簡単に壊れてしまいます。料理による熱には、とても強いのですが、日の光には弱いのです。

人間の肌は紫外線にさらされると、シミやシワができやすくなりますね。そのため、紫外線の強い季節は、帽子をかぶったり、日焼け止めクリームを塗ったりして日光から肌を守ります。

同様にビタミンB_2も紫外線対策が必要です。

ですので、ビタミンB_2を多く含む乳製品、魚（ウナギ、真イワシ、真ガレイ、真サバ、サンマ、ブリ、サワラなど）、肉（レバー、豚ヒレ肉、ハムなど）、野菜類（小松菜、ホウレンソウ、ナバナ、ニラ、ブロッコリーなど）、キノコ類（シメジ、エノキダケ、マイタケ、ヒラタケ、シイタケなど）を購入するときは、日焼けしていないかどうかを確認してから購入する必要があります。

まずは、食品を陳列している場所がどこにあるのかを見てみましょう。

日光がさんさんと当たる店頭に並んでいる野菜類やキノコ類、日の光が入りやすい場所にある冷蔵庫のビン牛乳、ヨーグルトなどの乳製品、肉類、魚類などは、できれば避けたいものです。

ビタミンB_2は、過剰にとると尿中に排泄されてしまいます。

1日3食、主食、主菜、副菜の構成でいろいろな食品をとることで、継続的にビタミンB_2を補給しましょう。

また、購入するときは、紫外線を浴びていないかをチェックし、ビタミンB_2のより多い食品を選びましょう。

1日7色の野菜が、老けないカラダを作る

野菜不足と感じているみなさん、カラダの中で活性酸素の被害が甚大かもしれません。そして、こうしている間にも、カラダの中で老化がじわじわと広がっているかも……。

野菜の色や香り、苦みなどを構成する成分を「ファイトケミカル」といいます。ファイトケミカルは老化の原因とされる活性酸素を撃退する抗酸化作用をはじめ、動脈硬化、高血圧などの予防にも効果的です。

日頃食べている野菜といえば、焼き魚の大根おろしだとか、定食についてくる漬物だけという方は、もう少し種類を増やしましょう。

野菜が持つ色素は、色ごとに働きに特徴があります。相互に作用しながら、そして、助け合いながら力を発揮しています。1日の中で7色の野菜をとることで、

それぞれの野菜が持つ抗酸化力、免疫力などの力が、より強力なものになるのです。野菜が持つ7色素とその働きを紹介します。

①赤色のトマトはリコピンが豊富で、心臓病やがんを予防します。
②紫色のナスは、動脈硬化を予防します。
③オレンジ色のニンジンは、がんを予防します。
④黄色の黄パプリカは、発がん抑制効果があります。
⑤黄緑色のホウレンソウは、眼病予防に効果的です。
⑥緑色のブロッコリーは、解毒作用があります。
⑦白色の玉ネギは、血管や血液を健康に保つ働きがあります。

1日での野菜の望ましい摂取量は350g以上、1食当たり120g以上です。老化予防のために、右記の7色の野菜を1日の中でとるのが理想です。

とはいえ、毎食毎食、どの色の野菜を食べるかを考えるのはちょっと大変です。

その解決策として、時間のあるときに7色の野菜を使って作り置きスープを作っておきましょう。

7色野菜の作り置きスープ

材料【3食分】

トマト…1／2個（75g）
ブロッコリー…2房（30g）
ニンジン…1／4本（50g）
ナス…中1本（80g）
黄パプリカ…1／2個（50g）
カリフラワー…3房（50g）
玉ネギ…1／4個（50g）
固形コンソメ…2個（10g）
水…700㎖程度
塩・コショウ…各適量

作り方

①野菜は食べやすい大きさに切る。
②鍋に水と固形コンソメを入れて火にかける。
③沸騰したら①の野菜を入れて、ひと煮たちさせる。
④野菜が煮えたら塩コショウで味を調える。

調理にあまり時間をとれない方、朝は早く家を出ないといけない方は、前もってこれを3食分に分けて冷凍するのをおすすめします。1食当たり野菜が120g程度とれます。

また、このスープをさらに大量に作って個装冷凍しておけば、習慣的な野菜不足の心配はなくなるでしょう。毎食これを食べて、ファイトケミカルをはじめビタミン、ミネラル、食物繊維をバッチリ摂取して、栄養バランスのとれた食生活を送りましょう。

老けない人は、ハウス野菜より露地野菜を選ぶ

野菜の栽培方法は大きく分けてハウス野菜と露地野菜があります。

ハウス野菜は、ビニールシートに覆われた空間で育つため、露地野菜に比べて害虫や病原菌などの害が少ないという利点があります。しかし、ビニールシートを通しての少ない日射量のため、露地野菜に比べて光合成の力が弱くなります。

また、外気と遮断されているため、より多くの酸素をとり入れようと呼吸量が多くなります。呼吸量が多くなると、野菜内の炭水化物が多く使われるために栄養成分が少なくなってしまうのです。

一方、露地野菜は、自然の中で育つため、害虫、病原菌、紫外線、外気の温度条件など、育っていく環境はハウス野菜にくらべて順風満帆とはいえません。たとえば、真夏の強烈な紫外線、真冬の冷たい外気温などさまざまなストレスを受

けます。

そのため露地野菜は、ハウス野菜にくらべて活性酸素という悪さをする物質が多くできます。その結果、活性酸素を撃退するために、より多くの抗酸化物質が作られるようになるのです。

抗酸化物質とは、葉の緑や果実の赤、緑、青といった鮮やかな色、香り、苦みなどにみられる成分で、ファイトケミカルと呼ばれています。

ある報告によると、農薬や肥料をまったく使わない有機農法で育てる有機野菜は、害虫や病原菌から自己防衛するために、より多くの抗酸化物質が含まれているとのことです。

野菜は抗酸化物質のほかに、人間が体内で合成できないビタミンCを炭水化物から作ることができます。ビタミンCは、活性酸素を撃退する力を持つ抗酸化ビタミンです。野菜に含まれるビタミンCの量は、日射量が多いと多くなるという相関関係があります。

人間も野菜と同様に、生活する中で紫外線、放射線、ストレス、食品添加物などから活性酸素が生まれ、活性酸素からカラダを守るための防御システムを持っています。

この防御システムは、体内で作られる抗酸化酵素、食品などからの抗酸化物質、抗酸化ビタミンの連携プレイで動いています。

しかし、加齢とともにこの抗酸化酵素の生成量が減ってくると抗酸化酵素の力が弱まり、防御システムの連携プレイがうまくとれなくなっていきます。そうなると活性酸素の力が強くなり、老化が進んだり、病気になりやすくなるのです。

そこで、弱まった抗酸化酵素の力を、抗酸化物質、抗酸化ビタミンで補うことで防御システムの立て直しをする必要があります。

野菜には、抗酸化物質のほかに抗酸化ビタミンも含まれています。特に露地野菜は、自己防衛力が強いために、ハウス野菜にくらべてこれらが豊富に含まれています。

加齢にともない弱まる防御システムを露地野菜で強化して、いつまでも〝旬〟を保ち続けましょう。

【参考文献】

『在宅訪問管理栄養士　スライド資料』全国在宅訪問栄養食事指導研究会
『臨床栄養ディクショナリー』橋爪孝雄／監修、メディカ出版
『新しい視点・生きた知識　食べ物じてん』芳本信子／著、学建書院
『「果物と健康」の知識　毎日くだもの200グラム！』果物のある食生活推進全国協議会
『時間栄養学―時間遺伝子と食事のリズム』日本栄養・食糧学会／監修、女子栄養大学出版部
『食の医学館―体に効く食品を全網羅』本多京子ほか／監修、小学館
『栄養食事療法必携』中村丁次／編著、医歯薬出版
『よくわかる栄養学の基本としくみ』中屋豊／著、秀和システム
『料理図鑑『生きる底力』をつけよう』おちとよこ／著、福音館書店
『「糖化」を防げば、あなたは一生老化しない』久保明／著、永岡書店
『ビタミン・ミネラルＢＯＯＫ』五十嵐脩／監修、新星出版社
『L.A.シェイプダイエット』デビット・ヒーバー／著、ダイヤモンドセールス編集企画
『食と栄養　常識の落とし穴』加藤秀夫／著、祥伝社
『病気にならないための時間医学』大塚邦明／著、ミシマ社
『よくわかる生理学の基本としくみ』當瀬規嗣／著、秀和システム

『高尿酸血症・痛風の治療ガイドライン』日本痛風・核酸代謝学会ガイドライン改定委員会／編集、メディカルレビュー社
『食べて治す！最新栄養成分事典』蒲原聖可ほか／監修、主婦の友社
『長寿遺伝子を鍛える』坪田一男／著、新潮社
『寿命は30年延びる』白澤卓二／著、幻冬舎
『食のどうして？に科学が答えます！』平野年秋／監修、光琳
『糖尿病食事療法のための食品交換表』日本糖尿病学会／編、文光堂
第一三共株式会社『からだにeヘルシーレシピ　脂質異常症』

【参考ホームページ】

平成28年国民栄養調査結果概要
厚生労働省「メタボリック症候群が気になる方のための健康情報」
三重県企業庁
東京都福祉保健局「食品衛生の窓」
乳及び乳製品の成分規格等に関する省令
脂質と血栓の医学
日新製糖

＊本書は『その食べ方では毒になる！』（二〇一四年・小社刊）を改題し、修正を加えて再構成したものです。
＊本書の情報・データは、二〇一八年一二月現在のものです。

青春文庫

毒《どく》になる食《た》べ方《かた》
薬《くすり》になる食《た》べ方《かた》

2018年12月20日　第1刷

著　　者　森《もり》　由《ゆ》　香《か》　子《こ》

発 行 者　小 澤 源 太 郎

責任編集　株式会社プライム涌光

発 行 所　株式会社青 春 出 版 社

〒162-0056　東京都新宿区若松町 12-1
電話 03-3203-2850（編集部）
03-3207-1916（営業部）
振替番号　00190-7-98602

印刷／大日本印刷
製本／ナショナル製本
ISBN 978-4-413-09712-3